肾脏康复管理手册

SHENZANG KANGFU GUANLI SHOUCE

主　编　袁怀红　余少斌　马春妍

四川科学技术出版社
·成都·

图书在版编目（CIP）数据

肾脏康复管理手册 / 袁怀红, 余少斌, 马春妍主编.
-- 成都 : 四川科学技术出版社, 2023.12
　　ISBN 978-7-5727-1235-7

　Ⅰ.①肾… Ⅱ.①袁… ②余… ③马… Ⅲ.①肾疾病
－康复 Ⅳ.①R692.09

中国国家版本馆CIP数据核字(2024)第007494号

肾脏康复管理手册

主　　编　袁怀红　余少斌　马春妍

出 品 人	程佳月
策划组稿	钱丹凝
责任编辑	税萌成
助理编辑	王星懿
封面设计	经典记忆
版式设计	大　路
责任出版	欧晓春
出版发行	四川科学技术出版社
地　址	成都市锦江区三色路238号　邮政编码：610023
成品尺寸	156 mm × 236 mm
印　张	16.75　字　数　255 千
印　刷	四川华龙印务有限公司
版　次	2023年12月第1版
印　次	2024年5月第1次印刷
定　价	68.00元

ISBN 978-7-5 727-1235-7

本书编委会

名誉主编 付 平

主　编 袁怀红　余少斌　马春妍

副主编 黄佩宣　马登艳

编写人员（以姓氏拼音首字母为序）

陈　杨　樊丹丹　高梦琳

何茂芯　黄佩宣　刘　俊

吕文梅　马春妍　马登艳

王　雪　杨玉洁　余少斌

袁怀红　曾　英　朱林芳

《华西医学大系》总序

由四川大学华西临床医学院/华西医院（简称"华西"）与新华文轩出版传媒股份有限公司（简称"新华文轩"）共同策划、精心打造的《华西医学大系》陆续与读者见面了，这是双方强强联合，共同助力健康中国战略、推动文化大繁荣的重要举措。

百年华西，历经120多年的历史与沉淀，华西人在每一个历史时期均辛勤耕耘，全力奉献。改革开放以来，华西励精图治、奋进创新，坚守"关怀、服务"的理念，遵循"厚德精业、求实创新"的院训，为践行中国特色卫生与健康发展道路，全心全意为人民健康服务做出了积极努力和应有贡献，华西也由此成为了全国一流、世界知名的医（学）院。如何继续传承百年华西文化，如何最大化发挥华西优质医疗资源辐射作用？这是处在新时代站位的华西需要积极思考和探索的问题。

新华文轩，作为我国首家"A+H"出版传媒企业、中国出版发行业排头兵，一直都以传承弘扬中华文明、引领产业发展为使命，以坚持导向、服务人民为己任。进入新时代后，新华文轩提出了坚持精准出版、精细出版、精品出版的"三精"出版发展思路，全心全意为推动我国文化发展与繁荣做出了积极努力和应有贡献。如何充分发挥新华文轩的出版和渠道优势，不断满足人民日益增长的美好生活需要？这是新华文轩一直以来积极思考和探索的问题。

基于上述思考，四川大学华西临床医学院/华西医院与新华文轩出版传媒股份有限公司于2018年4月18日共同签署了战略合作协议，启动了《华西医学大系》出版项目并将其作为双方战略合作的重要方面和旗舰项目，共同向承担《华西医学大系》出版工作的四川科学技术出版社授予了"华西医学出版中心"铭牌。

人民健康是民族昌盛和国家富强的重要标志，没有全民健康，就没有全面小康，医疗卫生服务直接关系人民身体健康。医学出版是医药卫生事业发展的重要组成部分，不断总结医学经验，向学界、社会推广医学成果，普及医学知识，对我国医疗水平的整体提高、对国民健康素养的整体提升均具有重要的推动作用。华西与新华文轩作为国内有影响力的大型医学健康机构与大型文化传媒企业，深入贯彻落实健康中国战略、文化强国战略，积极开展跨界合作，联合打造《华西医学大系》，展示了双方共同助力健康中国战略的开阔视野、务实精神和坚定信心。

华西之所以能够成就中国医学界的"华西现象"，既在于党政同心、齐抓共管，又在于华西始终注重临床、教学、科研、管理这四个方面协调发展、齐头并进。教学是基础，科研是动力，医疗是中心，管理是保障，四者有机结合，使华西人才辈出，临床医疗水平不断提高，科研水平不断提升，管理方法不断创新，核心竞争力不断增强。

《华西医学大系》将全面系统深入展示华西医院在学术研究、临床诊疗、人才建设、管理创新、科学普及、社会贡献等方面的发展成就；是华西医院长期积累的医学知识产权与保护的重大项目，是华西医院品牌建设、文化建设的重大项目，也是讲好"华西故事"、展示"华西人"风采、弘扬"华西精神"的重大项目。

《华西医学大系》主要包括以下子系列。

①《学术精品系列》：总结华西医（学）院取得的学术成果，学术影响力强。②《临床实用技术系列》：主要介绍临床各方面的适宜技术、新技术等，针对性、指导性强。③《医学科普系列》：聚焦百姓最关心的、最迫切需要的医学科普知识，以百姓喜闻乐见的方式呈现。④《医院管理创新系列》：展示华西医（学）院管理改革创新的系列成果，体现华西"厚德精业、求实创新"的院训，探索华西医院管理创新成果的产权保护，推广华西优秀的管理理念。⑤《精准医疗扶贫系列》：包括华西特色智力扶贫的相关内容，旨在提高贫困地区基层医院的临床诊疗水平。⑥《名医名家系列》：展示华西人的医学成就、贡献和风采，弘扬华西精神。⑦《百年华西系列》：聚焦百年华西历史，书写百年华西故事。

我们将以精益求精的精神和持之以恒的毅力精心打造《华西医学大系》，将华西的医学成果转化为出版成果，向西部、全国乃至海外传播，提升我国医疗资源均衡化水平，造福更多的患者，推动我国全民健康事业向更高的层次迈进。

《华西医学大系》编委会

2018 年 7 月

目　录

第三篇　肾脏康复管理

第一篇

肾脏病基础知识

第一章

肾脏解剖与功能

　　肾脏是人体的重要器官，它的基本功能是生成尿液，借以清除体内代谢产物及某些废物，同时经重吸收功能保留水分及其他有用物质，如葡萄糖、蛋白质、氨基酸、钠离子、钾离子、碳酸氢钠等，以调节水、电解质平衡及维护酸碱平衡。肾脏同时还有内分泌功能，生成肾素、促红细胞生成素、活性维生素D_3、前列腺素、激肽等，又作为机体部分内分泌激素的降解场所和肾外激素的靶器官。肾脏的这些功能，保证了机体内环境的稳定，使新陈代谢得以正常进行。肾脏为成对的扁豆状器官，位于腹膜后脊柱两旁浅窝中。长10～12 cm、宽5～6 cm、厚3～4 cm、重120～150 g；左肾较右肾稍大，肾纵轴上端向内、下端向外，因此两肾上极相距较近、下极相距较远，肾纵轴与脊柱所成角度为30°左右。

第一节　肾脏的解剖

一、肾脏的形态

肾脏为成对的实质性器官，红褐色，可分为内、外侧两缘，前、后两面和上、下两端。肾的外侧缘隆凸，内侧缘中部凹陷，称肾门，是肾盂、血管、神经、淋巴管出入的门户。这些出入肾门的结构，被结缔组织包裹，合称为肾蒂。由肾门凹向肾内，有一个较大的腔，称为肾窦。肾窦由肾实质围成，窦内含有肾动脉、肾静脉、淋巴管、肾小盏、肾大盏、肾盂和脂肪组织等。肾血管、淋巴管、神经和输尿管均由此进出，这部分结构总称肾蒂。肾外缘为凸面，内缘为凹面，凹面中部为肾门，所有血管、神经及淋巴管均由此进入肾脏，肾盂则由此走出肾外。肾静脉在前，动脉居中，肾盂在后；若以上下论则肾动脉在上，静脉在下。

二、肾脏的位置

右肾门正对第二腰椎横突，左肾门正对第一腰椎横突，右肾由于肝脏位置比左肾略低1～2 cm。正常肾脏上下移动均在1～2 cm范围以内。肾脏是在横膈之下，体检时，除右肾下极可以在肋骨下缘扪及外，其余部位均不易摸到。

肾位于脊柱两侧，紧贴腹后壁，居腹膜后方。左肾上端平第11胸椎下缘，下端平2腰椎下缘。右肾比左肾低半个椎体。左侧第12肋斜过左肾后面的中部，右侧第12肋斜过右肾后面的上部。

临床上常将竖脊肌外侧缘与第12肋之间的部位称为肾区（脊肋角），当肾有病变时，触压或叩击该区，常有压痛或震痛。

三、肾脏内部的结构

肾脏可分为肾实质和肾盂两部分。

在肾纵切面可以看到，肾实质分内外两层：外层为肾皮质，内层为肾髓质。肾皮质新鲜时呈红褐色，由100多万个肾单位组成。部分肾皮质伸展至肾髓质锥体间，成为肾柱。

肾髓质新鲜时呈淡红色，由10～20个肾锥体肾构成。肾锥体在切面上呈三角形。肾锥体底部向肾凸面，尖端向肾门，肾锥体主要组织为集合管，肾锥体尖端称肾乳头，每一个肾乳头有10～20个乳头管，向肾小盏漏斗部开口。

在肾窦内有肾小盏，为漏斗形的膜状小管，围绕肾乳头。肾椎体与肾小盏相连接。每肾有7~8个肾小盏，相邻有2~3个肾小盏合成一个肾大盏。每肾有2~3个肾大盏，肾大盏汇合成扁漏斗状的肾盂。肾盂出肾门后逐渐缩窄变细，移行为输尿管。

肾单位是肾脏结构和功能的基本单位。每个肾单位由肾小体和肾小管组成。

肾小体内有一个毛细血管团，称为肾小球。肾小球是个血管球，它由肾动脉分支形成。肾小球外有肾小囊包绕。肾小囊分两层，两层之间有囊腔与肾小管的管腔相通。肾小管汇成集合管。若干集合管汇合成乳头管，尿液由此流入肾小盏。

第二节 肾脏的功能

一、排泄体内代谢产物和进入体内的有害物质

人体每时每刻都在新陈代谢，在这个过程中必然会产生一些人体不需要甚至是有害的废物，除其中一小部分由胃肠道排泄外，绝大部分由肾脏排出体外，从而维持人体的正常生理活动。此外，肾脏还能把进入体内的一些有毒物质排出体外。有些化学药品中毒会给肾脏造成损害，就是这些化学药品的排出要经过肾脏的缘故。如果肾脏出现了损伤，这些对人体有害物质的排泄受到影响，废物在体内积聚，就会引起各种病症。我们把肾脏的这种保留营养物质、排出毒素的作用形象地称作"血筛子"。

二、通过尿的生成，维持水的平衡

生成尿液这是肾脏的主要功能，当血液流过肾小球时，由于压力关系，就滤出一种和血浆近似但不含蛋白质的液体叫原尿。原尿通过肾小管时其中绝大部分水、全部的糖和一部分盐又被重新吸收，送回血液，

大部分氮不再吸回。剩下的含有残余物质的浓缩液体就是尿，约占原尿的1%。正常人一天尿量为1 000～2 000 mL，一般呈淡黄色，比重在1.003～1.030。比重过高、过低或长期固定不变，尿量过多过少均有肾功能不全的可能。

三、维持体内电解质和酸碱平衡

肾脏对体内的各种离子（电解质）具有调节作用。像对钠离子（Na^+）的调节特点是多吃多排、少吃少排、不吃不排；对钾离子（K^+）是多吃多排、少吃少排、不吃照排；对氯离子（Cl^-）是伴随Na^+的吸收排泄，氢离子（H^+）、氨（NH_3）的分泌过程来完成。另外肾脏还调节磷（P^{3-}）、钙（Ca^{2+}）、镁（Mg^{2+}）等离子的平衡。这些电解质平衡对体液的渗透压稳定很重要。另外肾脏对体内酸碱平衡也起调节作用，肾脏能把代谢过程中产生的酸性物质通过尿液排出体外，并能控制酸性和碱性物质排出的比例，当任何一种物质在血液中增多时，肾脏就会把增多的部分排出去。同时肾脏还能制造氨和尿酸，以保持和调节酸碱平衡。很多肾脏病患者出现酸中毒，就是因为肾脏失去了维持体内酸碱平衡的功能。我们不妨把肾脏调节、保持内环境（电解质、渗透压、酸碱度）稳定的功能称作"调节器"或"稳压器"。

四、调节血压

由肾脏分泌的肾素可使血压升高，在限制钠摄入或钠缺乏时，血浆容量减少和肾脏血液灌注压力降低时，以及直立体位时，肾素从细胞中分泌出来，即具有活性，可使血浆中的血管紧张素原脱肽而成为血管紧张素Ⅰ，再经转换酶的作用而成为血管紧张素Ⅱ，通过血管紧张素Ⅱ和醛固酮的作用，使血压升高。同时肾脏分泌的前列腺素又具有使血压下降的功能，前列腺素主要是通过增加肾皮质血流量，促进利尿排钠，减少外周血管的阻力，扩张血管而达到降压的作用。

五、促进红细胞生成

肾脏可分泌促红细胞生成素，作用于骨髓造血系统，促进原始红细胞的分化和成熟，促进骨髓对铁的摄取利用，加速血红蛋白、红细胞生成，促进骨髓网织红细胞释放到血中。贫血的程度与肾衰程度呈正比，其血、尿中的促红细胞生成素浓度均降低，而用外源性促红细胞生成素，可以纠正肾性贫血。

六、促进维生素D的活化

维生素D在体内必须经肾脏转变为1，25–二羟维生素D_3才能发挥其生理作用。肾脏的皮质细胞含有1位羟化酶，维生素D先在肝脏25位羟化酶的作用下，转化为25–羟维生素D_3，最后在肾脏1位羟化酶作用下，转化为1，25–二羟维生素D_3，即活化的维生素D_3。它能促进胃肠道、钙、磷的吸收；可促使骨钙转移、促进骨骼生长及软骨钙化；促进肾小管对磷的重吸收，使尿磷排出减少；可抑制甲状旁腺素（PTH）的分泌。

七、中医对肾脏功能的认识

中医认为肾位于腰部，脊柱之两侧，左右各一。肾的主要生理功能是藏精、主水、主纳气、主生殖，主骨生髓，开窍于耳，其华在发。由于肾藏有先天之精，为脏腑阴阳之本，肾也是人体生长、发育、生殖之源，是生命活动之根本，故中医认为肾相对于脾胃，为"先天之本"；肾中藏有元阴、元阳，元阴属水，元阳属火，故肾又称为"水火之脏"。

肾主水，以阳开阴合来维持人体水液平衡；肾主骨生髓，其华在发，肾气充沛则骨坚齿固、脑充发荣；肾主纳气，气根于肾而归于肺，故肾气之摄纳有助于肺气之肃降；肾水上济于心，心火下交于肾，心肾相交，水火既济，则阴阳平衡；肾属火，脾属土，肾阳的温煦能助脾之健运；肾又属水，而肝属木，肾水充足则肝木得养，肾脉络膀胱，与膀胱相表里，肾气之蒸腾可助膀胱之气化，而利水液之代谢。

（马春妍）

第二章

急性肾损伤

第一节 急性肾损伤的定义和分期

肾脏的基本功能为排泄体内的代谢废物，其功能的急剧损害对健康的影响极为严重，有时甚至是致命性的。随着人口老龄化的加剧，肾脏急性损伤的发生也随之增加，仅以美国为例，与20年前相比，其发生率已增加了3倍多，重症死亡率已上升为50%～60%，医疗开支更明显增加，这种由肾脏急性损害所带来的影响已成为世界性的医疗和社会难题，引起了世界各国普遍关注。

一、急性肾损伤的定义

急性肾损伤（AKI）是一种较为多见的危急重症，是指由多种病因引起肾脏功能快速下降而出现的临床综合征，临床表现包括酸碱平衡失调、水钠潴留、含氮废物蓄积、肾脏功能下降等。AKI发病急并且致死率高，极易进展为慢性肾脏病，甚至走向肾衰竭，是危重患者预后不良的独立风险因素。危重患者并发AKI的病死率远高于不合并AKI的患者，且目前除支持性肾脏替代治疗（如透析）外尚无有效的治疗方法。因此，早期发现和诊断AKI对疾病的治疗与预后尤为关键，能显著改善患者的生存状态。

既往将上述临床综合征称为急性肾衰竭（ARF）。但近年许多临床研究显示轻度的急性肾功能减退即可导致严重不良后果，患者死亡率显著增加，故目前国际急救医学界及肾脏病学界均趋向将ARF改称为AKI，期望尽量在病程早期，甚至在肾脏出现损伤（组织学、生物标志物改变）而肾小球滤过率（GFR）尚正常的阶段就能将其识别，以便早期实施干预，提高患者生存率。

二、急性肾损伤的分期

2002年，美国匹兹堡大学医学院由肾脏科与急重症科医生组成的"急性透析质量导向组（ADQI）"建议为急性肾损伤规定一个新的统一的定义，以为临床工作提供一个公共平台，使研究结果容易整合比较，进而促进流行病学对该病的认识及临床治疗的进步。这个新的定义标准主要基于血肌酐及尿量的动态变化情况，采取了分层诊断原则，将病情分为三等：风险（risk）、损伤（injury）、衰竭（failure），再将患者的预后分成"功能丧失（loss）"与"终末阶段（ESRD）"两类，此五种情况英文首字母的组合即为"RIFLE"。后续研究进一步显示，RIFLE的定义对死亡率及肾功能预后有良好的预测能力，它除能提醒临床及时介入干预外，还体现了急性肾损伤不断发展变化的动态特性。但RIFLE分级标准存在一定局限性，其灵敏度和特异度不高，未考虑年龄、性别、种族等因素对肌酐的影响。

2005年9月，ADQI发起更多学者在荷兰阿姆斯特丹组织的"急性肾损伤工作网络（AKIN）"，他们基于肾功能的轻度异常如未得及时纠正亦可明显影响预后这一事实，重申建立"AKI"概念的必要性和科学性，正式确定以单位时间内血肌酐增高幅度、尿量减少程度和持续时间作为AKI的判定标准，并明确规定以48 h作为观察上述变化的具体时限，淡化了年龄、慢性肾脏疾病等因素对正确判断的干扰。此标准的最大优点是将判断 AKI 的时间范围明确定义为48 h，且将血肌酐上升值达到3 μmol /L这样的轻微肾功能损伤也纳入诊断视野，明显地提高了诊断敏感度。不足之处是肾功能改变尚不明显的AKI仍未纳入其诊断视野，此外，尚存在假阳性概率较高的可能，使一些并非 AKI 的患者被误诊为AKI。

2012年3月，改善全球肾脏病预后组织（KDIGO）临床实践指南中，其诊断标准是：48 h 内血肌酐水平升高 ≥26.5 μmol/L或超过基础值的1.5倍，且明确或经推断上述情况发生在7日之内；或持续6 h 尿量＜0.5 mL/（kg·h）。KDIGO的AKI诊断标准融合了先前的急性透析质量倡议风险、损伤、衰竭、丧失和终末期肾衰竭（ADQI-RIFLE）标准和急性肾损伤国际组织（AKIN）标准的各自优点，与传统的急性肾衰竭定义相比，AKI把肾功能受损的诊断提前，利于早期救治。KDIGO在AKI指南中，引入了急性肾脏病（AKD）的新概念，即符合以下任何条件者即可被诊断为AKD：①符合AKI标准；②3个月内GFR下降超过35%或血肌酐升高超过50%；③3个月内GFR下降至60 mL/（min·1.73 m²）以下；④肾脏损伤时间短于3个月。值得注意的是，AKI 必须结合诊断标准与临床表现来共同评估诊断。尿液比重、肾脏超声、血清学等指标也有助于鉴别诊断AKI的病因。KDIGO的AKI分期诊断标准，见下表。

表 1-2-1 KDIGO-AKI 分期诊断标准

条目	SCr	尿量
定义	48 h内上升≥26.5 μmol/L，或 7 天内升至≥1.5 倍基础值	连续6 h尿量＜0.5 mL（kg·h）
分期1	7日内升高至基础水平的 1.5～1.9 倍；或48 h内上升≥26.5 μmol/L	连续 6～12 h尿量＜0.5 mL（kg·h）
分期2	升高至基础水平的 2.0～2.9 倍	连续12 h以上尿量＜0.5 mL/（kg·h）
分期3	升高至基础水平的3倍以上；或≥353.6 μmol/L；或开始肾脏替代治疗；或小于 18 岁，eGFR＜35 mL/（min·173 m²）	连续 24 h以上尿量＜0.3 mL/（kg·h）；或连续12 h以上无尿

第二节　急性肾损伤的常见病因和危险因素

一、急性肾损伤的常见病因

AKI并非一种疾病，而是可以由多种病因或高危因素引起的急性肾脏损害性病变。根据致病因素在肾脏直接作用的部位不同，习惯将其分为肾前性、肾性及肾后性。

（一）肾前性AKI

肾前性AKI主要由肾脏灌流不足引起，尽快补足血容量、改善肾灌注后，氮质潴留情况可很快消失，可逆性很强，故也称为"肾前性氮质血症（PRA）"，并非真正的AKI；但PRA若持续较久，也可因肾小管缺血导致急性肾小管坏死（ATN），而使预后明显恶化。国内相关文献报道，肾前性因素占AKI病因的比例为13.8%～57.4%。常见的肾前性危险因素包括以下几种。

1.血容量不足

常见原因有：①消化道失液，胃肠道失液过多，如呕吐、腹泻、肠外瘘；②细胞外液丢失过多，如各种原因引起的出血；③血管外液体潴留，如烧伤、胰腺炎、严重的低蛋白血症；④肾性体液丢失，如使用利尿剂、渗透性利尿、肾上腺功能减退、肾性尿崩症。

2.心血管疾病

常见原因有：①充血性心力衰竭；②急性心肌梗死（AMI）：合并心源性休克或严重心律失常者更易发生AKI；③心包压塞；④肾动脉栓塞或血栓形成；⑤大面积肺栓塞（PE）；⑥严重心律失常。

3.周围血管扩张

脓毒性休克或过敏性休克时有效循环血量重新分布，造成肾灌注降低。

4.肾血管阻力增加

常见原因有：①应用血管收缩药；②大手术后的循环障碍及麻醉时的不良反应；③肝肾综合征。

5.前列腺素抑制剂

前列腺素抑制剂引起前列腺素分泌减少。

（二）肾性AKI

肾性AKI乃肾实质损伤的直接后果，可逆性差，预后也远较其他两种类型的AKI为差。肾性AKI的肾实质损伤包括肾血管疾病、肾小球疾病、肾小管疾病和肾间质疾病引起的损伤举例如下。

1.肾血管阻塞

①肾动脉阻塞：动脉粥样硬化斑块、血栓形成、栓塞、夹层动脉瘤、大血管炎；②肾静脉阻塞：血栓形成或受压。

2.肾小球或肾血管疾病

①肾小球肾炎或血管炎；②其他：血栓性微血管病变、恶性高血压、胶原血管疾病（系统性红斑狼疮、硬皮病）、弥漫性血管内凝血、先兆子痫。

3.急性肾小管坏死

急性肾小管细胞损伤是肾性AKI最常见的病因，占所有医院获得性AKI的90%，急性肾小管坏死是这类肾性AKI的统称，一般由缺血、脓毒症或者毒素引起。急性肾小管细胞损伤导致的急性肾小管功能障碍比真正的细胞坏死更为常见。如果不是缺血严重到肾皮质坏死并伴有严重的少尿或无尿，急性肾小管坏死往往是可逆的。

（1）肾缺血：多见于各种原因引起的休克而又未得到及时有效的抢救。此时，严重和持续性的血压下降和肾小动脉的强烈收缩，可使肾血流量显著而持续地减少。因此，肾小管可发生缺血性损害，甚至发生坏死。在已经出现肾小管器质性病变后，即使纠正血容量并使血压恢复正常，也不能使肾脏泌尿功能迅速恢复。患者尿中含有蛋白质、红细胞、白细胞及各种管型。尿钠浓度一般可升高为40～70 mmol/L或更高，说明肾小管已因受损而致保钠功能减退。

（2）肾毒性物质：肾毒性物质引起肾小管细胞损伤的机制包括直接细胞毒作用、血管收缩和肾小管堵塞。重金属（汞、砷、锑、铅）、抗生素（甲氧西林、新霉素、多黏菌素、庆大霉素等）、磺胺类、某些有机化合物（四氯化碳、氯仿、甲醇、酚、甲苯等）、杀虫药、毒蕈。某些血管和肾脏造影剂、蛇毒、肌红蛋白等经肾脏排泄时，均可直接损害肾小管，甚至引起肾小管上皮细胞坏死。此时若并发肾血流量不足，则更会加剧肾小管的损害。在许多病理条件下，肾缺血与肾毒性物质经常同时或相继发生作用。如在肾毒性物质作用时，肾内可出现局部血管痉挛而致肾缺血；反之，肾缺血也常伴有毒性代谢产物的堆积。一般认为肾缺血时再加上肾毒性物质的作用，最易引起AKI。

（3）脓毒症：有20%～25%的脓毒症患者和51%的脓毒症休克患者发生AKI，脓毒症和AKI同时存在时死亡率高达70%，而单纯AKI患者死亡率为45%。因此脓毒症相关的AKI需要引起跑的重视。实验研究表明：AKI合并脓毒症早期的主要病理机制是肾血管收缩而肾小管功能正常，肾小管重吸收水钠增多。因此早期干预可以阻止AKI的进展和细胞损伤。肾血管收缩至少部分是由于肿瘤坏死因子促进内皮素释放的作用。内皮细胞的损伤、氧自由基的产生、补体途径的激活和弥散性血管内凝血都在缺血性AKI的病理生理过程中发挥着作用。

4.急性间质性肾炎

①过敏性：抗生素（β内酰胺类、磺胺类、喹诺酮类、利福平）、非甾体抗炎药、利尿剂、其他药物；②感染：双侧肾盂肾炎；③浸润性：淋巴瘤、白血病、结节病；④非血管性炎症：干燥综合征、肾小管间质性肾炎-葡萄膜炎综合征（TINU）。

（三）肾后性 AKI

肾后性AKI乃尿路梗阻引起，肾脏以下尿路梗阻，使梗阻上方的压力升高，甚至出现肾盂积水。因肾实质受压，致使肾脏功能迅速下降，故又称为急性梗阻性肾病。在肾后性AKI的早期并无肾实质的器质性损害，及时解除梗阻，可使肾脏泌尿功能迅速恢复。因此对这类患者，应及早明确诊断，并给予适当的处理。常见病因包括以下几点：①泌尿系统结石梗阻；②膀胱颈梗阻；③前列腺增生肥大或癌症；④膀胱肿瘤或膀胱内有较大血块等；⑤盆腔肿瘤蔓延或腹膜后纤维化所致的粘连或压迫输尿管、膀胱、尿道等。

二、急性肾损伤的危险因素

AKI很常见，涉及内、外、妇、儿、传染和创伤等各个学科。AKI发生之前往往存在某些危险因素，具有这些危险因素者属于易发生AKI的高危人群，重视这些危险因素，予以正确的处理，可预防AKI的发生。具体危险因素有以下几点。

1.老年人及幼儿

老年人肾脏功能退化，且对药物的解毒能力下降，对肾毒性药物的敏感性高，易发生AKI。幼儿易出现脱水、低血压等血容量不足的情况。

2.低血容量

各种原因所致出血、肾脏及胃肠道液体丢失、皮肤液体丢失（如烧伤、过度出汗）等造成血容量不足。低血容量时肾血流灌注减少，血容量下降，此时交感神经兴奋和血管升压素升高引起肾内血管收缩，使血容量进一步下降，从而诱发AKI。

3.循环功能不全

各种原因引起的休克、心功能衰竭等循环功能不全，造成肾脏灌注不足，血容量下降。过量使用降压药也是一个诱发因素。

4.严重感染及败血症

各种严重感染，特别伴败血症者可通过肾缺血和肾毒性机制诱发急性肾损伤。

5.严重创伤

如烧伤、挤压伤、严重骨折等，由于休克、感染和创伤，组织释放的肌红蛋白等易引发AKI。严重烧伤致大量液体丢失及血管内溶血也易引发AKI。

6.外科术后

严重的原发病、麻醉和镇静药的使用、组织创伤、失液、失血等因素使患者外科手术后易发生AKI。心脏手术后发生AKI的风险大小取决于心肺短路的时间和术后心功能恢复情况。

7.产科并发症

妊娠早期污染性流产，妊娠晚期的严重妊高征、大出血、子痫等并发症均易诱发AKI。

8.肝硬化和腹水

肝硬化和腹水时血浆肾素—血管肾张素—醛固酮系统已被激活，血管升压素分泌增加等导致肾脏水钠潴留。肝脏功能异常使药物解毒能力下降。此时若放腹腔积液过多、过快、很容易诱发AKI，此类患者使用肾毒性药物也易发生AKI。

9.应用肾毒性药物

使用具有肾毒性的药物如氨基糖苷类药物、造影剂及头孢菌素类抗生素，尤其对老年人，幼儿，脱水、糖尿病、肝硬化、已有肾脏病者应用时特别危险，易诱发AKI。

10.肾脏疾病

慢性肾脏疾病往往可影响到肾脏的自我调节功能，可使病变加剧或合并某些额外因素（感染、尿路梗阻、水电解质紊乱、肾毒性药物使用等）而诱发AKI。肾病综合征伴发特发性急性肾衰竭近年受到重视，可通过有效循环血容量不足、蛋白管型阻塞肾小管、肾间质水肿压迫肾小管和肾静脉血栓形成等机制使肾病综合征发展成AKI，说明肾脏疾病本身应被视为一个独立的危险因素。此外，老年前列腺肥大者使用抗胆碱能药物，肾血管性高血压者使用血管紧张素转换酶抑制药，滥用非甾体抗炎药、环孢霉素和化疗药物诱发急性高尿酸血症等情况均易诱发AKI。

第三节　急性肾损伤的临床表现和辅助检查

一、急性肾损伤的临床表现

（一）尿量减少

通常发病后数小时或数日出现少尿或无尿。一般将24 h尿量少于400 mL（或<17 mL/h）者称为少尿，而将24 h尿量少于50 mL者称为无尿；完全无尿的情况少见，多由急性肾皮质坏死、急性肾小球肾炎或完全性尿路梗阻所致。AKI的少尿期一般为7～14日，但有的可仅持续2～3日，有的持续可长达1个月或更长时间。少尿期最初数日的临床表现以原发性为主，数日后出现或更长时间的典型表现，如水中毒、高血钾、低血钠、高血镁、低血钙、代谢性酸中毒及尿毒症症状，并且这些症状将随少尿期持续时间的延长而加重。

（二）氮质血症

发生AKI，摄入蛋白质的代谢产物不能经肾脏排出体外而潴留，导致血尿素（BUN）升高进而可发展为氮质血症。BUN每天上升>8.93 mmol/L（25 mg/dL）者，称为高分解代谢，少尿型AKI患者通常有高分解代谢。当然，BUN升高并非都是高分解代谢，蛋白质摄入过多、能量供应不足、胃肠道大出血、血肿等积血被吸收后，也会出现氮质血症。

（三）体液过多

除肾脏水排泄的功能障碍以外，摄入过多的液体也是导致体液过多的一种重要原因。这主要见于原有血容量不足或中毒的患者，多是由于医生对此认识不足，给患者补液过度所致。临床上体液过多的主要表现有两个方面。

1.心血管表现

①高血压：在AKI病程中，约半数的患者可因有效血容量剧增及

肾素—血管紧张素系统活性增强而出现高血压。②肺水肿和心力衰竭：体液过多引起的肺水肿和心力衰竭往往是导致少尿期AKI患者死亡的主要原因。临床上患者多出现呼吸短促，肺泡呼吸音减低，两肺底出现湿啰音，心率加快，颈静脉怒张，肝大或有轻度下肢水肿；肺部X线片见肺门蝶形阴影，两肺有昏暗充血阴影。如不及时处理，患者迅即出现呼吸困难，不能平卧，咯粉红色泡沫痰，两肺满布湿啰音，迅速死亡。

2.急性水中毒表现

体内分解代谢内生水的积聚及液量摄入过多，可使细胞外液量增加而出现水肿。另由于创伤及休克等原因致使钠泵失灵，细胞外钠向细胞内转移，加上患者饮食限钠，常使血清钠浓度低于正常值，出现稀释性低钠，使细胞外液呈低渗性，细胞外液中的水进入细胞内而引起细胞水肿。当脑细胞发生水肿时，患者即出现头痛、恶心、呕吐、食欲缺乏、表情淡漠、意识模糊、抽搐及昏迷等一系列精神及神经系统症状。

（四）电解质平衡失调

由于GFR受损，AKI患者不仅会发生水分排泄障碍而导致体液过多，同时还会引起体内的电解质平衡失调，主要表现有高钾血症、低钠血症、高磷血症、低钙血症、高镁血症、低镁血症。

1.高钾血症

高钾血症是急性肾小管坏死最严重的并发症之一，也是少尿期的首位死因。引起高钾血症的原因如下：①肾脏排出减少；②并发感染、溶血及大量组织破坏，钾离子由细胞内释放入细胞外液；③酸中毒致使氢钾交换增加，钾离子由细胞内转移到细胞外；④摄入富含钾的食物、使用保钾利尿剂或输注库存血。高钾血症可以导致神经肌肉系统的异常，如感觉异常、反射功能低下和上行性迟缓性呼吸肌麻痹，以及室性心动过缓等心律失常表现，严重时出现心室纤颤或停搏。高钾血症心电图表现：血钾在5.5～6.5 mmol/L时，心电图表现为T波高尖、QT间期延长；血钾6.6～7.5 mmol/L时，QRS综合波变宽，且与T波融合，P波振幅降低、PR间期延长，房室结传导减慢。

2.低钠血症和低氯血症

两者多同时存在。低钠血症可由水过多所致，或因烧伤或呕吐、腹泻等从皮肤或胃肠道丢失钠盐所致；对大剂量呋塞米有反应的非少尿型患者还可出现失钠性低钠血症。严重低钠血症可致血渗透浓度降低，进而导致水分向细胞内渗透，出现细胞水肿，严重者可表现出急性脑水肿症状，临床上表现为疲乏、软弱、嗜睡或意识障碍、定向力消失，甚至低渗昏迷等。低氯血症常由呕吐、腹泻或大剂量应用袢利尿药所致，患者可出现腹胀、呼吸表浅和抽搐等代谢性碱中毒表现。

3.钙磷平衡失调

肾脏也是钙和磷平衡调节的重要器官，因此发生AKI时，GFR的急剧降低常可导致机体的钙磷平衡失调，临床表现为低血钙或高血钙、转移性钙化，以及高钙血症。虽然AKI所引起的钙磷平衡失调似乎主要见于少尿期患者，但钙磷平衡失调的严重程度则与引起肾损伤的病因及是否发生横纹肌溶解密切相关。

高磷血症是急性肾损伤常见的并发症。正常人摄入的磷酸盐的60%～80%经尿液由肾脏排出，存在AKI时肾脏排磷显著减少，少尿期血磷常轻度升高，但在高分解代谢状态及组织创伤、横纹肌溶解或有明显代谢性酸中毒者，高磷血症可较突出。酸中毒纠正后，血磷会有一定程度的下降。

存在AKI时，低钙血症多由高磷血症引起，GFR降低，导致磷潴留，骨组织对甲状旁腺激素抵抗和活性维生素D_1水平降低，可发生低钙血症。AKI患者常存在酸中毒，使细胞外钙离子游离增多，可出现无症状性低钙血症。但在急性胰腺炎、横纹肌溶解、酸中毒应用碳酸氢钠纠正后，患者可出现低钙血症的症状，表现为口唇、手指尖或足部麻木感、四肢及面部肌肉痉挛，也可发生锥体外系症状如震颤麻痹等，心电图提示QT间期延长、ST段延长、平坦和非特异性T波改变。当血钙低于0.88 mmol/L时，可出现严重的随意肌及平滑肌痉挛，导致惊厥、癫痫发作、严重哮喘，症状严重时可出现心功能不全，甚至心搏骤停。

4.镁的代谢异常

正常人摄入的镁60%由粪便排泄，40%经尿液由肾脏排泄。由于镁离子与钾离子均为细胞内主要的阳离子，因此，发生AKI时血钾与血镁浓度常平行上升，在肌肉损伤时高镁血症较为突出。当出现高镁血症引起的症状和体征时，血镁的浓度通常已超过2 mmol/L，主要表现为神经肌肉系统和心血管系统的症状和体征，如膝腱反射减低或消失、随意肌麻痹、呼吸衰竭、低血压、心跳缓慢，严重高镁血症可引起呼吸抑制和心肌抑制，应予警惕。高镁血症的心电图改变为PR间期延长和QRS波增宽；伴有高钾血症时，可出现高尖T波，当高钾血症纠正后，心电图仍出现PR间期延长及（或）QRS增宽时应怀疑高镁血症的可能。值得注意的是，低钠血症、高钾血症和酸中毒均可增加镁离子对心肌的毒性。低镁血症常见于两性霉素B和氨基糖苷类抗生素所致的肾小管损伤，可能与髓袢升支粗段镁离子重吸收部位受损有关。低镁血症常无明显的临床症状，但有时可表现为神经肌肉痉挛抽搐和癫痫发作，或持续性低血钾或低血钙。

（五）代谢性酸中毒

AKI所致的代谢性酸中毒，是由于肾脏排泄酸性代谢产物的功能障碍，引起酸性代谢产物在体内蓄积而导致的。感染及组织分解代谢可使酸中毒加重。正常成人每日约产生100 mmol/L的氢离子，其中的80%由肾脏排泄，20%与碳酸氢根离子结合成碳酸后分解形成水和二氧化碳，后者再由肺排出。因此，AKI并发肺炎也常会使酸中毒加重。酸中毒时，由于神经系统受到影响而出现软弱无力、嗜睡及昏迷等表现；心脏受到影响则可引起心律失常、心肌收缩力减弱、血压降低；而血液pH降低，可出现换气过度、胸闷、呼吸深大而呈库斯莫呼吸（Kussmaul呼吸），重症昏迷可致死亡。另外，由于心肌及周围血管对儿茶酚胺的反应性降低，抗休克能力下降，故可出现休克。

（六）消化系统

消化系统症状常为AKI首发症状，主要表现为厌食、恶心、呕吐、腹泻、呃逆，甚至消化道出血。约25%的急性肾小管坏死患者并发消化道出血，多由胃黏膜糜烂或应激性溃疡引起。因为肾淀粉酶排出减少，血清淀粉酶升高，一般不超过正常值的2倍。

（七）呼吸系统

呼吸系统症状可有呼吸困难、咳嗽、咳粉红色泡沫痰、胸闷等，与液体潴留、肺水肿、心力衰竭有关。

（八）循环系统

循环系统症状可有充血性心力衰竭、心律失常、心包炎和高血压等。容量超负荷、氮质血症、高钾血症、贫血和酸中毒等因素，是心肌抑制、心力衰竭的原因。

（九）神经系统

可有昏睡、精神错乱、木僵、激动、精神病等神经系统症状，还有肌阵挛、反射亢进、不安腿综合征、癫痫发作等。其发生机制与毒素潴留，水、电解质紊乱及酸碱平衡紊乱有关。

（十）血液系统

可表现为贫血、血细胞计数升高、血小板功能缺陷和出血倾向。

（十一）营养和代谢异常

AKI患者常处于高分解代谢状态，重者每天丢失肌肉1kg及以上。

（十二）感染

感染是AKI患者常见的严重并发症之一，多见于外伤所致的AKI患者，最常见的感染部位依次为肺部、泌尿道、伤口和全身。

二、急性肾损伤的辅助检查

临床采用 KDIGO指南中的AKI诊断标准，血酐（Scr）及尿量变化是主要指标，但对AKI患者，Scr 水平是缺乏特异性、敏感性和时效性的指标，易受液体平衡和药物影响，对于非少尿性AKI，尿量也缺乏敏感性。临床需要特异性高、敏感性强的新型标志物，比常规指标更早识别AKI，以便及时逆转早期肾损伤，恢复肾功能。

（一）AKI早期诊断的传统标志物

1.肌酐

血肌酐来源于体内肌酸，正常状态下，血肌酐值会因年龄、性别、种族和体重而异，且重症患者的高分解代谢状态会导致肌酐代谢改变；血肌酐不是AKI的理想生物标志物，与以下原因有关：①血肌酐升高延迟；②剩余肾单位的代偿反应，血肌酐的变化不够灵敏，血肌酐与GFR不是线性的关系；③血肌酐对AKI诊断没有特异性，受多种混杂因素的影响。脓毒症AKI减少了肌肉灌注，导致较晚检测到血肌酐的变化。此外，还许多患者在入院时没有基线的血肌酐数据的因素。因此，血肌酐是一个对早期肾功能变化不敏感的标志物。

2.尿量

与血肌酐相比，尿量减少常被认为是诊断AKI更敏感的指标，因为尿量直接受GFR的影响。但尿量减少不是AKI所特有的表现，少尿可由如禁食时间延长、血容量减少、压力和疼痛、抗利尿激素的作用等许多因素引起。此外，影响尿量常见的肾外因素还包括尿路梗阻等。

3.血尿素氮

血尿素氮是人体蛋白质代谢的终末产物，分子量为60 Da，常与血肌酐一起用于评估肾功能。然而血尿素氮的敏感性和特异性受限，当GFR下降到正常的50%以上时血尿素氮浓度才会升高。血尿素氮的水平还受一些肾外因素的影响，当消化道出血、严重感染和有效血容量不足时，血清尿素氮浓度明显升高；而低蛋白饮食、酗酒等可导致血尿素氮浓度下降。

4.血清胱抑素C

血清胱抑素C（Cys C）是一种小分子蛋白，又名半胱氨酸蛋白酶抑制剂C，是一种非糖基化碱性蛋白，在组织中产生的速度恒定，由于其分子量小而且带正电荷，因此它几乎全部被肾小球滤过，但在肾小管中几乎又全部重吸收和降解，不再回到血液中去，肾小管不分泌Cys C，这样，血清Cys C就成为反映GFR的理想指标。血清Cys C水平受年龄、性别、肌肉容积、饮食等因素影响小。与Scr相比，血清Cys C对早期AKI更敏感。此外，Cys C还可以用来作为危重患者发生AKI的评估指标，另外在AKI患者尿液中亦可检测到Cys C，尿的Cys C排出值还可作为判定AKI患者是否需要肾脏替代治疗的标准。目前血清Cys C检测已有可用于临床常规的快速标准化的方法；尿的Cys C检测虽然受干扰因素小，但由于检测成本高，尚未普及。

（二）AKI早期诊断新型标志物

（1）中性粒细胞明胶酶相关性脂质运载蛋白（NGAL）。其又称铁黄素，它在先天免疫中发挥抑菌作用，可以阻止细菌对铁的吸收，并通过上调血红素加氧酶-1抑制细胞死亡，具有抗肾小管细胞凋亡和促进肾小管细胞增殖的作用。NGAL可以作为早期AKI诊断的可靠指标。除了可以作为AKI早期诊断的生物标志物，尿液NGAL还可用于评估AKI的严重程度及判断患者是否需要接受血液净化治疗。目前认为，NGAL是诊断无并发症AKI最敏感和特异性指标，但要排除影响NGAI水平的因素如慢性肾脏疾病、全身或尿路感染等。

（2）肾损伤分子-1（KIM-1）　其属跨膜蛋白，与肾脏再生有关，在正常肾组织表达水平非常低，但在缺血及肾毒性损伤后近端小管上皮细胞中明显表达，在上皮细胞黏附、生长及分化中起重要作用。在缺血或中毒性肾损伤后，KIM-1在近端肾小管细胞的顶端膜中能快速表达，并使其胞外段脱落至尿液中致尿KIM-1浓度增加，KIM-1是AKI尤其是急性肾小管坏死的重要生物标志物。KIM-1不但在顺铂、造影剂诱发的AKI中会升高，而且在包括糖尿病肾病、局灶性肾小球硬化、膜增殖性肾小球肾炎、IgA肾病，甚至肾细胞癌的各种肾脏疾病中都有升高。研究发现，KIM-1在AKI的后期有明显的肾脏修复作用，主要表现为KIM-1赋予上皮细胞吞噬特性，通过特异性结合凋亡细胞表面的磷脂酰丝氨酸和氧化脂质表位来介导识别和吞噬过程，并促进凋亡细胞和坏死细胞的清除。虽然KIM-1在肾脏疾病中表现出了良好的预测作用，但目前仍没有可靠的自动化KIM-1浓度测量方法，使尿KIM-1标志物在临床中较难开展使用。

（3）肝脏脂肪酸结合蛋白（L-FABP）。有研究提示，L-FABP是预测心脏手术后AKI的早期、敏感的生物标志物。与传统的肾脏标志物相比，在缺血或肾毒性物质诱导的AKI中，L-FABP水平更适合用于早期、准确检测组织功能。L-FABP是分子量为14 kDa的脂质结合蛋白，存在于肾近端小管的溶酶体中，参与脂肪酸的摄取和转运，维持细胞内脂肪酸的动态平衡。在几种包括缺血再灌注和顺铂诱导AKI的动物模型中，发现L-FABP表达和尿排泄的增加均早于肌酐水平的增高。尿L-FABP可以预测透析需要和临床预后，同时可作为造影剂肾病及ICU患者发生AKI的预测指标。尿L-FABP水平与尿白蛋白/肌酐比值、GFR、血红蛋白水平相关，在贫血患者中尿L-FABP水平也有升高。

（4）高迁移率族蛋白-1（HMGB-1）。HMGB-1是存在于几乎所有真核细胞中的一种高度保守的蛋白。高水平的HMGB-1可在患有严重脓毒症的患者体内积累，介导全身炎症、多器官功能衰竭等。在脓毒症导致的肾脏损伤中HMGB-1表达显著增加。HMGB-1是肾脏缺血/再灌注损伤中的一种炎症标志物，虽然HMGB-1在早期肾损伤中具有特异性、敏感性等生物标志物的表达属性，但HMGB-1也参与了非肾脏系统的多种慢性炎症和自身免疫疾病的进展。

（5）金属蛋白酶组织抑制剂2（TIMP-2）和胰岛素样生长因子结合蛋白7（IGFBP-7）。TIMP-2和IGFBP-7都属于G1细胞周期阻滞因子。当肾脏受到应激或损伤后能分泌出TIMP-2和IGFBP-7作用于肾小管上皮细胞，使其处于G1细胞周期阻滞阶段，促进肾小管上皮细胞的基因整合与修复。尿TIMP-2和IGFBP-7两者组合的试剂盒对AKI的早期诊断更敏感，利用TIMP-2和IGFBP-7不仅能早期诊断AKI，还可以预测肾脏替代治疗的启动时间和AKI的危险分层。TIMP-2和IGFBP-7在340多种早期肾脏生物标志物中，表现出了更好的诊断和防治效果，并于2014年获得了美国食品药品监督管理局（FDA）批准，应用于肾脏病相关的临床筛查。因TIMP-2和IGFBP-7在AKI中的增加主要依赖于肾小管损伤，而在脓毒症AKI早期，肾小管损伤轻微且不易出现组织学改变，故存在漏诊的可能。另外，在重症患者合并糖尿病、肺部疾病等的非AKI患者中也发现TIMP-2和IGFBP-7水平升高。故在临床研究和应用中，还需进一步深入探讨和鉴别。

（三）影像学检查

1.超声检查

肾脏由于它本身的解剖结构，有很好的声学界面，所以超声检查不仅能显示肾脏的位置、大小、形态和内部结构，还能观察肾脏及周围的各种病变，对于急性肾衰竭的诊断非常有意义。

（1）灰阶超声主要用于诊断肾后性急性肾衰竭，另外还可以显示肾脏大小，急性肾衰竭肾脏增大或正常，另外其回声强度也可以提示预后。

（2）彩色复式多普勒超声探测肾血流动力学变化，主要用肾阻力指数（RI）反应肾脏血流情况，对于诊断肾动脉狭窄和肾脏缺血性病变有意义，有报道其敏感性达91%，并且有证明可以鉴别肾前性肾衰竭和急性肾小管坏死。当急性肾小管坏死时，RI升高。另外当肾前性肾衰竭不缓解时，RI进行性升高，约一半的急性肾小球肾炎、急性间质性肾炎、系统性红斑狼疮等患者的RI升高。

（3）B型超声可引导肾穿刺活检、引导经皮肾盂穿刺造影。

2.计算机体断层扫描

计算机断层扫描（CT）对于软组织有很高的分辨率，对于肾功能不良病例可不用造影剂，有些病例需要静脉注射造影剂增强扫描，主要用于发现肾后性梗阻，能辨认肾血管，判断肾静脉血栓形成及肾动脉狭窄，判断肾脓肿和肾周脓肿等。

3.磁共振成像

磁共振成像（MRI）比CT更易发现肾静脉血栓，对于肾盂积水显示好，有助于肾移植时急性排异的诊断，因其费用高，限制了应用。另外，放射性核素检查、静脉肾盂造影、逆行肾盂造影、肾动脉造影、腹部X线平片等，可从不同方面提供有价值的诊断依据，有助于急性肾衰竭的诊断。

（四）肾活检

对于病因不明、表现不典型患者应该尽早行病理活检以明确诊断，但是，AKI患者因常有出血倾向、高血压等情况，尤其是肾脏严重肿大时，肾穿刺的并发症增多，需要慎重对待。

第四节　急性肾损伤的并发症

一、高钾血症

AKI患者血钾迅速升高，尤其是在存在肌肉损伤、溶血时的细胞溶解、胃肠缺血、肿瘤溶解综合征、高热或者输血时。代谢性酸中毒时由于钾从细胞内移至细胞外，加重了高钾血症。应用高糖胰岛素或者碳酸氢钠、口服钾结合树脂均可以暂时降低血钾浓度。然而如果肾衰竭持续进展，高钾血症将再次出现，最终只能依靠肾替代治疗。由于AKI患者更易受高钾血症的心脏毒性作用影响，血钾水平应尽可能控制在非毒性水平。

二、代谢性酸中毒

用产生氢离子的正常速率1 mmol/（kg·d）很难解释代谢性酸中毒的严重程度。AKI患者往往处于高代谢状态（高热、创伤、脓毒症），加上由于无氧代谢（低灌注）发生的乳酸中毒，以及继发于CO_2潴留的呼吸性酸中毒，从而导致严重的酸血症（pH＜7.1）。这导致严重的负性肌力作用和代谢效应。由于患者存在容量超负荷和高钠血症，应用碳酸氢钠纠正酸中毒作用有限。而碳酸氢盐通常被用作透析液的缓冲成分，透析能够合理控制代谢性酸中毒，清除脏器中的酸性物质。已经证实连续性血液透析能有效纠正严重酸中毒。

三、容量超负荷

对于少尿型AKI（尿量<400 mL/d）患者，容量超负荷是主要的问题。重症患者发生容量超负荷的风险较高。由于需要静脉给予药物、营养和血制品，且患者要早期接受积极的液体复苏，液体限制往往不可行。疾病后期液体再分布可能导致肺水肿和外周水肿。最有用的治疗措施是袢利尿剂，呋塞米或者其他利尿药可以静脉推注或者持续静脉滴注。在AKI的早期给予这种干预，同时限制液体输入能够预防或者减少容量负荷。因为发生AKI时肾自身调节功能缺失，更易受到低血压的影响，应用利尿剂时注意避免容量减少。血液滤过或者持续性肾替代治疗（CRRT）能通过对流清除液体和小分子溶质，对于血流动学不稳定患者是较好的治疗方式，当容量过多的少尿患者接受大量的治疗性液体输入时，应该尽早进行肾替代治疗来预防肺水肿。由于低血压后肾再灌注损伤将延迟肾功能恢复，应避免低血压的发生。

四、低钠血症

低钠血症通常与容量过多有关，临床表现主要为神经系统症状。对有症状的低钠血症应给予积极治疗，注意不要纠正过快。如果电解质紊乱持续超过48 h，血钠水平上升过快会导致脑桥中央髓鞘溶解。血钠变化目标范围是1～2 mmol/（L·h），直到症状缓解或者血钠水平提高到120 mmol/L。

五、贫血

AKI患者贫血很常见，许多病理机制与之有关。最常见的原因是促红细胞生成素产生减少，同时机体对它的反应也降低。另外红细胞脆性增加导致红细胞破坏率增高。而且AKI患者的氮质血症继发的血小板功能不全增加多部位出血倾向。

六、高磷血症

高磷血症在AKI也很常见，其主要机制是肾排泄减少，组织破坏和细胞内磷转移至细胞外。如果患者能够进食，根据病情，合理选择口服磷结合剂如碳酸钙、醋酸钙、司维拉姆或者碳酸镧。

七、其他电解质紊乱

低钙血症虽然常见，但基本不需要治疗。造成低钙血症的因素有低镁血症和高磷血症、对甲状旁腺激素抵抗、活化维生素D的缺乏、使用枸橼酸储存的血制品、碳酸氢钠的应用。个别患者会因为潜在的恶性肿瘤或者骨髓瘤而表现为高钙血症。横纹肌溶解时也可以出现高钙血症。

（高梦琳、袁怀红）

第三章
慢性肾脏病

　　目前，慢性肾脏病（CKD）已成为世界第十大死亡原因之一，我国CKD具有患病率高、知晓率低、治疗率和控制率低等特点，其患病率和发病率的日益增加，不仅对患者造成了巨大的伤害，对社会也造成了巨大的负担，已成为全球性的公共健康问题。2000年肾脏病生存治疗工作组（KDOQI）咨询部批准制订"CKD定义和分期的临床实践指南"。2002年，KDOQI发表第一个CKD定义指南，统一了CKD定义，代替了之前不成熟的、模糊的或描述性的术语，是肾脏病学的重要进步。2012年KDIGO指南重新定义了CKD的分期，依据病因、估算肾小球滤过率（eGFR）和白蛋白尿分期系统（CGA系统），提出CKD患者的预后与eGFR呈非线性相关，推荐结合CKD的病因、白蛋白尿、其他危险因素及合并症进行分期，以更好地判断预后。2021年KDIGO在2012年版指南的基础上进行了更新，目的是帮助临床医生照顾患有肾小球肾炎（GN）的个体，包括成人和儿童，此外，该指南将是第一个解决补体介导疾病亚型的指南。

第一节 慢性肾脏病的定义和分期

一、慢性肾脏病的定义

CKD是一种由多种原因造成的肾脏功能损伤而出现的一系列临床综合征，其发病率高、起病隐匿、并发症严重、病因复杂、死亡率高，一旦发病，肾脏功能的损害往往会由轻到重，持续进展，直到肾脏功能完全衰竭。其定义将依靠是否存在肾脏损伤证据和GFR进行综合判断，肾结构或功能异常至少3个月，表现为肾脏损伤[白蛋白尿（白蛋白排泄率≥30 mg/24 h；白蛋白与肌酐比值≥30 mg/g）、尿沉淀异常、肾小管相关疾病、组织学异常、影像学所见结构异常、肾移植病史]或GFR＜60 mL/（min·1.73 m^2）。其中结合个体的年龄、体重和血肌酐值，用公式推算得出的GFR比传统使用的血肌酐更能早期反映肾损害，从而将肾脏病范畴进一步扩大和延伸，使更多的患者从中受益。

目前，GFR常被临床作为评价肾功能的指标，临床上使用的主要测量公式包括：①Schwartz公式：测得内生肌酐清除率=身高（cm）÷血肌酐（mg/dL）×k值，其优点在于可以快速确定GFR和避免收集尿液，该公式主要用于估算儿童的GFR，但在针对不同人群时，系数k值的确定仍存在改进空间；②Filler公式：log（GFR）=1.962＋［1.123×log（1/胱抑素C）］（其中胱抑素C 的单位为mg/L），其优点在于相比于其他公式能更好地用来评估中国CKD儿童的肾脏功能，其缺点在于有时存在估计值过高或过低的情况；③简化MDRD公式：男性eGFR［mL/（min·1.73 m^2）］=186×血肌酐（mg/dL）−1.154×年龄（年）−0.203；女性eGFR［mL/（min·1.73 m^2）］=［186×血肌酐（mg/dL）−1.154×年龄（年）−0.203］× 0.742，该公式不仅在评估1期和2期CKD的肾功能时更为精确，而且其操作简便易行，可以大大节约成本，还可更好地预测术后

AKI的发生，但对于脑瘫患者准确性并不高；④慢性肾脏病流行病学协作组（CKD-EPI）公式：GFR［mL/（min·1.73 m²）］=141×min（血肌酐/k，1）a×max（血肌酐/k，1）−1.209×0.993年龄（×1.018 女性）（女性k：0.7，a：−0.329；男性k：0.9，a：−0.411；血肌酐单位mg/dL；年龄单位：岁），该公式的优点在于测得的患者GFR的偏差明显低于MDRD公式，不仅诊断效率高，而且评估更全面，此外以肌酐和胱抑素C为主要参数时，评估结果的精度更高，性能更好；⑤Cockcroft-Gault（CG）公式：内生肌酐清除率（mL/min）=（140−年龄）×体质量（kg）÷血肌酐（mg/dL）÷72（×0.85 女性），以24 h肌酐清除率为参考标准，得出的最经典的GFR评估公式，但研究对象的年龄、性别、体质量等具有局限性。

在测量GFR时，同一种公式针对不同人群会出现一些偏差，因而选择公式时，要尽可能地全面和综合，结合患者的基本情况选择适合的测量公式，以便于更准确地判断肾功能的情况。

二、慢性肾脏病的分期

2021年KDIGO指南仍使用2012年KDIGO指南的分期，依据病因、eGFR分类（1～5）和白蛋白尿分类（A1～A3）进行分期，简称CGA。根据GFR分为1～5期（表1-3-1）。1期是指GFR≥90 mL/（min·1.73 m²），即肾功能正常；2期是指GFR为60～89 mL/（min·1.73 m²），即肾功能轻度下降；3期分为3a期和3b期，3a期是指GFR为45～59 mL/（min·1.73 m²），即肾功能轻至中度降低，3b期是指GFR为30～44 mL/（min·1.73 m²），即肾功能中至重度降低；4期是指GFR为15～29 mL/（min·1.73 m²），即肾功能重度下降；5期是指GFR＜15 mL/（min·1.73 m²），即终末期肾病。按照不同CKD分期，临床防治的策略有所不同（表1-3-2）。

表 1-3-1　基于 GFR 与白蛋白尿分级判断 CKD 预后（KDIGO，2012）

				持续白蛋白尿分级（描述与范围）		
				A1	A2	A3
				正常至轻度升高	中度升高	重度升高
				<3 mg/mmol (<30 mg/g)	3～30 mg/mmol (30～300 mg/g)	>30 mg/mmol (>300 mg/g)
GFR 分级 [mL/(min·1.73㎡)]（描述与范围）	1期	正常或升高	≥90	低危	中危	高危
	2期	轻度降低	60～89	低危	中危	高危
	3a期	轻至中度降低	45～59	中危	高危	极高危
	3b期	中至重度降低	30～44	高危	极高危	极高危
	4期	重度降低	15～29	极高危	极高危	极高危
	5期	肾衰竭	<15	极高危	极高危	极高危

表 1-3-2　慢性肾脏病的分期和防治目标及措施

分期	肾功能情况	GFR水平 [mL/(min·1.73 m²)]	防治目标及措施
1期	正常	≥90	积极预防，缓解症状，延缓 CKD进展
2期	轻度下降	60～89	评估、延缓CKD进展，降低心血管疾病
3期	中度下降	30～59	延缓CKD进展，评估、治疗并发症
4期	重度下降	15～29	综合治疗，适时进行透析前准备
5期	肾衰竭	<15	如出现尿毒症，需适时行肾脏替代疗法

（一）慢性肾脏病 1～2 期

慢性肾脏病1～2期的特异性不强，其关键在于有无蛋白尿，对于2型糖尿病伴有微量白蛋白尿的患者来说，观察有无蛋白尿尤为重要。这个阶段若能有效减少蛋白尿，将极大程度地延缓CKD进展，减少心血管疾病（CVD）的患病风险。

（二）慢性肾脏病 3 期

此阶段需要密切关注可能引起CKD进展的危险因素，同时治疗相关并发症。引起CKD进展的危险因素包括：CVD、蛋白尿、AKI、高血压、糖尿病、吸烟、家族史、长期使用非甾体抗炎药（NSAID）及泌尿系统梗阻等。

有研究指出，AKI与CKD的关系紧密，一方面，AKI在CKD的发生和发展中具有重要作用，AKI如何过渡到CKD已有大量深入的机制研究；另一方面，也有许多研究发现CKD患者容易发生AKI，发生AKI程度更为严重且难以恢复。可能的机制有：①在分子水平，CKD时，肾脏组织中细胞信号转导发生显著变化，包括转化生长因子-β（TGF-β）、p53、低氧诱导因子（HIF）系统等通路改变；②在细胞水平，造成线粒体功能障碍、氧化应激和自噬异常等；③在组织水平，出现慢性炎症和血管功能障碍。这些病理变化可能导致CKD患者对AKI的敏感性增高或无法恢复。对这些机制的探讨有望确定有效的治疗靶点，以降低CKD患者AKI的发生率，并促进肾脏修复，延缓慢性进程。

（三）慢性肾脏病 4 期

此阶段着重关注和治疗心血管并发症。对于GFR<30 mL/（min·1.73 m²）的个体，无论蛋白尿为何种水平都属于高危人群。CKD的各种并发症在这个阶段显著增加，而导致CKD患者死亡最主要的原因就是CVD。大多数患者CVD风险增加归因于非动脉粥样硬化性病变，如伴有舒张和/或收缩功能异常的左心室肥大、瓣膜疾病和动脉钙化，可表现为心律失常、心力衰竭（HF）和猝死。在CKD1～3期的患者中，控制传统的CVD危险因素，如

高血压、高脂血症等可带来益处，而处于此阶段的患者中，除了以上措施，还应该注意控制其他非传统的危险因素，如高磷、成纤维细胞生长因子-23（FGF-23）水平升高以及克老素（Klotho）代谢失调，这些危险因素都可能导致心肌和血管病变。处于此阶段患者的代谢异常、尿毒症毒素蓄积、交感神经系统（SNS）异常激活等都可造成心力衰竭的高发，而一旦发生心力衰竭，患者的死亡、住院事件都会明显增加，这在高龄、严重心力衰竭及GFR更低的CKD人群中尤为显著。

（四）慢性肾脏病 5 期

慢性肾脏病5期又称围透析期，是指不少进入慢性肾脏病5期的患者暂时还未进行肾脏替代疗法的阶段。此阶段中合理治疗对于CKD患者具有重要的意义。

围透析期的CKD患者肾脏储备功能已处于极限，患者往往已出现严重的并发症，此时任何诱因（如感染、容量负荷增加等）都会产生严重后果，患者的尿毒症症状完全暴露，需要计划外透析；另外，肾脏损害导致的肾外表现，特别是CVD并发症的表现（如致命的心律失常、心力衰竭等），其伤害远比尿毒症本身严重，可以直接导致死亡。因此，这一时期的合理治疗对于降低CVD并发症的病死率，减少计划外透析，使患者平稳过渡至透析、改善长期预后都至关重要。

围透析期的治疗主要包括控制高血压、CVD、贫血、矿物质和骨代谢异常（CKD-MBD），限制盐分和水分摄入，改善代谢性酸中毒和电解质紊乱，改善尿毒症症状等。

第二节 慢性肾脏病的常见病因和危险因素

一、病因

CKD起病隐匿，病因复杂，主要分为原发性肾脏病和继发性肾脏病。

（一）原发性肾脏病

原发性肾脏病包括：①各种急、慢性肾小球肾炎；②慢性肾盂肾炎；③肾病综合征；④多囊肾；⑤肾结石；⑥肾癌；⑦遗传性肾炎；⑧间质性肾炎；⑨其他：一些特殊情况造成的肾脏结构异常（如肾脏囊肿、单侧肾脏萎缩、孤立肾等）。

（二）继发性肾脏病

继发性肾脏病包括：①糖尿病肾病；②高血压肾病；③继发性肾小球肾炎：如狼疮性肾炎、肝炎病毒相关性肾炎、紫癜性肾炎等；④药物性肾炎：氨基糖苷类、两性霉素B、万古霉素、马兜铃类中草药及造影剂等所引起的肾炎；

在我国，慢性肾小球肾炎是CKD最多见的病因，其次是慢性肾盂肾炎，近年来，糖尿病肾病和高血压肾病也比较常见，其中糖尿病肾病的患病率近年显著增高，有资料显示，在1型糖尿病患者中糖尿病肾病发生率为20%～40%，病程10～20年者发生率最高；2型糖尿病患者中糖尿病肾病的发生率为10%～30%，随年龄增长，病程延长，肾病危险增加。在欧美发达国家，最多见的病因则是糖尿病肾病、高血压肾小动脉硬化。

二、危险因素

CKD的危险因素主要包括三个方面，即社会人口学方面、临床方面及遗传因素方面。

（一）社会人口学因素

社会人口学因素主要包括：①性别：男性；②年龄：高龄；③种族：非白种人。有研究结果显示，男性CKD患者进入围透析期的风险是女性患者的1.6倍；≥60岁的高龄患者发生肾功能衰竭进展的风险是<60岁患者的4.5倍。

（二）临床因素

临床因素主要包括：①糖尿病；②高血压；③自身免疫性疾病；④感

染：如人类免疫缺陷病毒（HIV）、乙型肝炎病毒、丙型肝炎病毒；⑤反复尿路感染；⑥肾结石；⑦尿路梗阻；⑧恶性肿瘤；⑨肾毒性药物：如非甾体抗炎药、质子泵抑制剂；⑩急性肾损伤；⑪肥胖；⑫吸烟；⑬静脉使用毒品；⑭肾脏病家族史等。其中，最常见的潜在疾病是糖尿病和高血压，在糖尿病患者中，CKD患病率为30%～40%，而未经治疗的糖尿病肾病（DN）的GFR下降速度每年高达10 mL/（min·1.73 m^2），在中低收入国家，感染性疾病、自身免疫性疾病和肾毒性药物使用等相关危险因素也是临床不可忽视的一部分。

（三）遗传因素

遗传因素主要包括：①多囊肾；②奥尔波特综合征；③法布里病；④足细胞病；⑤先天性肾脏畸形，如低出生体重儿或胎儿成熟障碍导致出生时肾脏过小、单侧肾脏萎缩、孤立肾等或泌尿道异常；⑥其他家族原因。

积极干预上述多种危险因素有助于延缓CKD的进展。然而，遗传因素仍有很大的研究空间。

第三节　慢性肾脏病的临床表现和辅助检查

一、临床表现

CKD起病隐匿，其临床表现不明显，人们在早期就诊率低，故许多患者就诊时，病情已进入中期或晚期，大部分患者早期无明显临床不适，随着病情的进展，可逐渐出现不同程度的其他系统症状，进入尿毒症期，则会导致心、肝、肺等多脏器功能衰竭。

（一）水、电解质和酸碱平衡紊乱

水、电解质和酸碱平衡紊乱包括以下几种：①酸碱平衡紊乱：由于肾小管分泌H$^+$障碍或肾小球对HCO$_3^-$的重吸收能力下降，以及体内酸性代谢产物如磷酸、硫酸的排泄障碍，可发生代谢性酸中毒，为慢性肾功能衰竭（CRF）的常见症状。②水钠代谢紊乱：常见水钠潴留，表现为不同程度的皮下水肿和体腔积液，易出现血压升高、左心功能不全和脑水肿；也可发生低血容量和低钠血症（缺钠或稀释性低钠血症），表现为低血压和脱水，与肾小管浓缩功能下降，引起多尿、夜尿及呕吐、腹泻导致水分丢失有关。③钾代谢紊乱：因肾排钾能力逐渐下降，常见高钾血症，当钾盐摄入过多、酸中毒、感染、消化道出血时，则更易发生，当血钾＞6.5 mmol/ L时，需及时抢救；如钾摄入不足、胃肠道丢失过多或应用排钾利尿剂等，也可出现低钾血症。④钙磷代谢紊乱：主要表现为低血钙、高血磷，系GFR下降使尿磷排出减少，血磷升高与血钙结合成磷酸钙沉积于软组织，而使血钙降低；高血磷进而又可抑制胃肠道对钙的吸收，进一步使血钙浓度降低。⑤镁代谢紊乱：由于肾排镁减少，可引起高镁血症；如镁摄入不足或过多应用利尿剂，偶尔可出现低镁血症。

（二）蛋白质、糖、脂肪和维生素代谢紊乱

蛋白质、糖、脂肪和维生素代谢紊乱包括：①蛋白质代谢紊乱。由于蛋白质分解代谢增多和合成减少、负氮平衡、肾脏排出障碍，导致蛋白质代谢产物蓄积（氮质血症）、血清白蛋白、血浆和组织必需氨基酸水平下降。②糖代谢紊乱。胰升糖素升高和胰岛素受体障碍，可使糖耐量减低，表现为空腹血糖和餐后血糖水平升高；也可出现低血糖。③脂肪代谢紊乱。多见于高三酰甘油血症、少数为高胆固醇血症，血浆、极低密度脂蛋白和脂蛋白a水平升高，高密度脂蛋白减低。④维生素代谢紊乱。维生素A水平增高、维生素B及叶酸缺乏，与维生素摄入不足和某些酶活性下降有关。

（三）消化系统症状

早期最常见的症状为食欲不振，也可伴有口腔尿味、恶心、呕吐等症状，严重者可出现消化道出血。

（四）心血管系统症状

主要临床表现为心悸、胸闷、胸痛、血压升高、全身水肿等。心血管疾病是CKD患者最常见的死亡原因，如心力衰竭、冠心病、心包积液、心肌炎等。

（五）呼吸系统症状

严重代谢性酸中毒时，呼吸深而长；体液过多、心功能不全，可引起肺水肿或胸腔积液；尿毒症毒素，可诱发尿毒症肺水肿等。

（六）血液系统症状

主要表现为贫血及出血倾向，同时由于白细胞功能障碍而表现为易发感染。大多数CKD患者均伴有轻至中度贫血，主要原因为肾脏功能受损，导致促红细胞生成素缺乏；有出血倾向的患者轻者可表现为皮下或黏膜出血点、淤斑、鼻出血、牙龈出血，重者可发生消化道出血，脑出血等。

（七）泌尿系统症状

可出现腰痛、尿液中出现大量泡沫、尿液颜色异常、排尿疼痛或困难、夜间排尿次数增多。

（八）神经系统症状

早期主要表现为疲乏、失眠、注意力不集中等，继而出现性格改变、抑郁、记忆力减退、判断力降低，严重时可出现神志淡漠、谵妄、惊厥、幻觉、精神异常等；周围神经病变以感觉神经障碍最明显，最常见的是肢端袜套样感觉障碍，其他可有反射迟钝或消失、肌萎缩、肌无力等。

（九）内分泌系统

主要表现为骨化三醇下降、红细胞生成素不足、肾素 - 血管紧张素Ⅱ增多，以及泌乳素、促黑色素激素、促黄体生成激素、促卵泡激素、促肾上腺皮质激素水平增高和继发性甲状旁腺功能亢进、甲状腺素降低、胰岛素受体障碍、性能力和生育能力降低等。

（十）骨骼系统症状

可出现肾性骨病（包括纤维囊性骨炎、骨软化症及骨质疏松症等），可表现为关节痛、骨痛、骨软化、骨折等。

（十一）皮肤症状

尿素从汗腺中排泄，刺激皮肤，导致尿毒症性皮炎，常表现为皮肤瘙痒，难以忍受；面部肤色常较深，并失去光泽，有轻度水肿，称为尿毒症面容。

二、辅助检查

正确治疗的前提是有明确的诊断，因此，在疾病的诊断和治疗过程中必要的检查是不可缺少的环节。CKD的主要辅助检查包括：尿液检查、血液检查、影像学检查及病理学检查。

（1）确定是否存在肾损害的检查：包括尿常规检查。

（2）肾功能状态的检查：进行血液检查，包括血肌酐、血清胱抑素、内生肌酐清除率及GFR等。

（3）并发症的检查：如是否存在血液高凝状态、血栓形成的检查，是否并发高脂血症、高尿酸血症等的检查。

（4）肾脏结构方面的检查：首先考虑使用超声检查，必要时进行影像学检查，包括X线、CT及MRI等检查。

（5）肾脏病理方面的检查：肾穿刺病理活检等。

（一）尿液检查

1.尿常规

蛋白尿和（或）活动性尿沉渣的初筛检测首选尿常规检查，是对泌尿系统有无病变、病变性质及程度最简便的检查方法，项目主要包括尿蛋白、尿葡萄糖（尿糖阳性提示肾小管重吸收功能下降或糖尿病）、尿红细胞、尿白细胞、尿酮体、尿比重、尿液酸碱度、尿渗透压（反映肾小管浓缩功能）等，每项指标的意义不同，建议留取清洁中段晨尿送检尿常规作为CKD的早期筛查。

2.24小时尿蛋白定量

正常值为＜150 mg/24 h，如在尿常规检查中发现尿蛋白，则需要进一步做尿蛋白定量检查来明确，该检查比尿常规中的尿蛋白检查更为准确。

24小时尿蛋白定量增多，可反映肾小球或肾小管病变程度。但若尿液留取不足24 h、尿中混有异物、当日进食大量蛋白质都可能会对检查结果产生一定的影响，因此，嘱患者按照交代的注意事项进行准确的尿液收集，并及时送检。

3.尿微量白蛋白定量

尿微量白蛋白定量即尿中微量白蛋白排出率，正常值为<20 μg/min，即30 mg/24 h。若结果超过正常值，则可确定为微量白蛋白尿。该项检查能灵敏地测定尿中微量白蛋白，是判断早期肾损害的敏感指针之一。对于一些特殊人群，如高血压、糖尿病、药物中毒、长期反复尿路感染等患者，应定期检测尿微量白蛋白，以便尽早发现疾病损害。

4.尿低分子蛋白

尿低分子蛋白是一组能够经肾小球自由滤过，而在近端肾小管全部重吸收的蛋白，包括 β_2 微球蛋白、溶菌酶、转铁蛋白等。若其排出增加则提示肾小管功能受损。常见于各种肾小管间质性肾炎，如慢性肾盂肾炎、肾小管酸中毒、高血压性肾损害、药物性肾损害、尿酸性肾病等。

5.尿液病理检查

了解有无泌尿系统肿瘤以及肿瘤细胞的分类。

6.清洁中段尿细菌培养及药物敏感试验

了解泌尿系感染的病原菌种类，为临床选用抗生素提供依据。

（二）血液检查

1.生化检查

主要包括肝功能、肾功能、血脂、血糖、电解质的测定等，医生可以通过GFR、血肌酐、血清胱抑素C、尿素等化验结果，初步了解患者的肾脏功能情况。

2.血常规检查

通过化验结果查看血液中的红细胞、血红蛋白、白细胞、血小板等水平有无异常，有助于医生了解患者的病情，判断患者有无贫血、感染等，便于做出更明确的诊断。

（三）影像学检查

1.泌尿系超声

可以了解肾脏大小、形态，有无结石、肿瘤、囊肿、肾盂积水、先天畸形等病变，对于经济相对发达、具备超声检查条件的初级医疗机构，泌尿系超声检查可作为CKD筛查的必要补充，有助于发现肾脏结构异常。

2.肾图和肾动态显像

了解左、右两肾各自的肾脏血流量、肾小球滤过功能、肾脏排泄功能，以及提示有无肾动脉狭窄。

3.静脉肾盂造影

静脉肾盂造影（IVP）又称排泄性尿路造影，观察泌尿系统各器官的结构和功能（肾影大小、形态，肾盂、肾盏有无瘢痕、变形等），了解尿路的病变特点和性质，并对鉴别肾盂肾炎、肾结核、肾肿瘤也有一定的意义。方法是由静脉注入含碘造影剂，造影剂主要通过肾脏排泄，经过肾小球过滤、肾小管浓缩，自肾集合管排出后而显影。含有造影剂的尿自肾盏排到肾盂、输尿管及膀胱时均可显影。对于怀疑有尿路异常者（如男性青壮年患者、反复发作的女性患者、儿童患者、尿路感染并伴有菌血症者、肾绞痛者、肾结石史者等）均可考虑做IVP，但对于有肝、肾功能不全以及存在肾脏损害者需慎重或尽量避免。

4.逆行肾盂造影

可以了解肾盏、肾盂、输尿管及膀胱的病变。优点是肾盂、肾盏充盈良好，显影清晰，有利于对细微结构解剖的观察；对肾功能不良的病例仍能使其显影；进行膀胱检查时，还可以了解膀胱及输尿管的情况。主要缺点是创伤性检查，可引起痉挛、肾绞痛，且有上行性感染的危险，故临床上一般仅用于静脉肾盂造影达不到诊断目的的病例检查。方法是经膀胱将输尿管导管插入输尿管，注入造影剂，使肾盏、肾盂、输尿管显影。目前，逆行肾盂造影可在电视监控下进行，可将导管尖端放到任何需要部位，从而更清楚、更全面地了解肾脏病变部位。

5.肾脏X线检查、计算机断层扫描和磁共振成像

三种方法都可以了解肾脏大小、形态，有无结石、钙化等病变，但CT和MRI能查出普通X线不能检查出的细小钙化、结石，同时可确定肾脏病变的部位、性质或先天性发育异常，还可以辅助诊断肾肿瘤、肾结核、肾囊肿等。CT能清晰显示肾轮廓和肾周围间隙及其与邻近器官和结构的相互关系，对于考虑肾占位性病变、肾盂积水和输尿管梗阻、炎症性病变、肾血管性病变、肾外伤、发现肾内后方和较小的肾内肿块、诊断先天性独肾、盆腔肾、马蹄肾及对脂肪性肿块的定性上，CT也是可靠的检查方法。MRI能清楚地查明肿块的位置、大小、形态、侵犯范围，不用造影剂就可区别肾皮质与肾髓质，鉴别肿块性质（囊性、实质性、脂肪性）比CT敏感、定性准确。主要优点包括分辨率更高，对人体损害极轻，可以无创性观察肾移植后有无排异反应等。

（四）病理学检查

肾穿刺活检：肾穿刺活检，是一种病理学检查方法。目前国内外最为广泛采用的是经皮肾穿刺活检。操作方法：在B超引导下用穿刺针刺入机体的肾脏，取出少量肾组织，进行病理学分析，是肾脏病病理诊断的唯一方法。对于明确诊断、指导治疗以及判断预后等有着很大帮助。但此检查属于有创检查，可能会出现术后出血、肾周血肿等并发症，因此，应考虑肾穿刺活检的必要性。

1.肾穿刺活检的适应证

包括先治疗后穿刺的疾病和先穿刺后根据病理结果再进行治疗的疾病两种。

（1）先治疗后穿刺的疾病。①急性肾小球肾炎：对于临床上典型的急性链球菌感染后肾小球肾炎，因为该病为自限性疾病，经过支持和对症治疗可以自愈，所以可以暂时不予以肾穿刺活检。②原发性肾病综合征：对于儿童和青少年的单纯原发性肾病综合征（即仅有大量蛋白尿、低蛋白血症而不伴有血尿、高血压和肾功能衰竭的原发性肾病综合征），可以先用糖皮质激素正规治疗8周以上，如果临床治疗无效，再行肾穿刺活检。

（2）先穿刺后根据病理结果再进行治疗的疾病。①不典型的急性肾小球肾炎：当典型的急性肾小球肾炎患者肾功能出现急剧恶化，临床上表现为类似急进性肾炎综合征时，应尽早进行肾穿刺活检明确诊断，以免耽误治疗时机。即使肾功能一直处于稳定状态，但当临床上治疗2~3个月后仍无好转时，也应尽早行肾穿刺活检来明确诊断。②急进性肾炎综合征：此综合征病因多样，进展迅速，如不及时治疗，预后较差，因此均应先明确病理诊断，再制订治疗方案，即使存在一定的相对禁忌证，也应尽量纠正，创造肾穿刺条件，尽早行肾穿刺活检。③急性肾衰竭：对于临床上原因不明的各种急性肾衰竭，只要没有禁忌证，均应尽早行肾穿刺检查。④原发性肾病综合征：对于中老年肾病综合征或合并高血压、血尿、肾功能损伤的肾病综合征，均应及早行肾穿刺检查。⑤继发性肾小球疾病：各种继发性肾小球疾病，均建议先行肾穿刺检查，待明确诊断和病理类型后再决定治疗方案。⑥移植肾：肾移植后出现排斥反应（或诊断为排斥反应而又治疗无效、怀疑原有肾病又复发）、需要确定是否将移植上的肾脏摘除、移植肾的肾功能明显减退且原因不清时均可行移植肾穿刺活检。

2.肾穿刺活检的禁忌证

①严重贫血（血红蛋白<80 g/dL）或存在明显的出血倾向：无论何种原因造成的出血倾向，均不宜行肾穿刺检查。必须将出血倾向纠正后，方可考虑行肾穿刺活检。②严重高血压且血压控制不佳者：存在高血压的患者，穿刺后出血的概率明显提高，止血时间延长。因此，将血压控制在合理的范围后才能行肾穿刺活检。③精神疾病：在一些精神疾病状态下，患者可能不能配合肾穿刺活检，或者肾穿刺可能会诱发一些精神疾病，这些均应慎重考虑。④体位不良：如过度肥胖，大量胸腹水或者患者病情不允许搬动、翻身等情况存在时，不宜行肾穿刺活检。⑤肾脏感染：各种原因（如活动性肾盂肾炎、肾脓肿、肾盂积水、肾结核或肾周围脓肿等）引起的肾脏感染。⑥孤立肾：不论是先天的还是后天的孤立肾，目前多数专家的观点是不宜做肾穿刺活检，理由是一旦出现较严重的并发症，会导致患者丧失这个唯一的肾脏而无对侧肾脏代偿。⑦肾肿瘤：穿刺部位有各种肿瘤（如恶性肿瘤、血管瘤）、大的囊肿等并无法避开时，均不宜行肾穿刺

活检。⑧肾脏位置过高或游走肾：无论如何吸气憋气，患者的肾脏均不能到达十二肋以下或者不能固定位置，穿刺针无法安全到达肾脏，这时不宜行肾穿刺活检。

大多数患者在CKD早期没有症状或症状较轻，因此，早期实验室检查就显得非常重要，关键是要坚持每年定期筛查。即使没有症状，一般也需每年筛查一次尿常规、肾功能、肾脏超声等。如果已有高血压、糖尿病等，则应每年定期检查尿常规、肾功能等项目两次或两次以上（根据病情）；如果已经有某些症状，则应当及时尽早去医院做较全面的检查。

第四节　慢性肾脏病的并发症

一、心血管系统并发症

（一）肾性高血压

1.肾性高血压概述

肾性高血压是指肾脏疾病导致的高血压，主要是由肾血管疾病或肾实质性疾病所致。其是心血管系统并发症中最常见的并发症之一。

2.发病机制

CKD患者的GFR下降或迅速增加，导致醛固酮分泌增高，引起水钠潴留；肾实质疾病或肾血管狭窄导致肾素分泌增加，进而使血管紧张素增加，全身血管收缩而致血压升高；肾内前列腺素系统和激肽释放酶、缓激肽系统是两个重要的扩血管系统，当肾脏受损时，前列腺素和缓激肽绝对或相对量均减少，造成肾内降压物质减少等。

3.肾性高血压的危害

肾性高血压不仅仅表现为血压的升高，对全身许多重要器官（比如心脏、脑、肾脏）都有损害。高血压长期的存在，会对肾小球、肾小管及肾间质造成损害，若高血压控制不佳，就会逐渐造成肾功能损害甚至进展至终末期肾脏病，从而可能需要腹膜透析或是血液透析治疗，会给患者的家庭带来巨大的经济负担等。

4.治疗

对于高血压并发症，主要的治疗方法包括五个方面。①血压达标：根据患者年龄、尿蛋白水平、肾功能及并发症情况决定患者高血压的控制目标，一般来说，患者的血压建议不超过140/90 mmHg[①]；②限盐：CKD患者合并高血压要严格限盐，每天一日三餐饮食中的盐不超过3 g，同时注意酱油、蚝油、醋、料酒等隐性盐；③定期测量血压：建议血压稳定者每周测量1天，早晚各一次，血压未达标者每天测量2次，早晚各一次，并记录相应数据，在就诊时交给医生，以便医生调整降压药物；④每天坚持服药：不能自行随意停药，遵医嘱选用合理的降压药，联合用药；⑤定期复查：在血压控制不好的时候，要定期去医院复查就诊，请专科医生及时调整药物剂量，以便控制好血压，以免加重肾脏损害或导致其他心脑血管病。

（二）低血压

低血压是血液透析过程中最为常见的并发症之一，发生率为20%～50%，发生的主要原因为以下几点。①钠盐摄入：由于CKD患者要求控制钠盐摄入，导致钠离子降低，而出现血压降低；②低蛋白血症：CKD患者大量蛋白质丢失，再加上存在有食欲不振，蛋白质的摄入又不足，低蛋白血症更加明显，导致了血管内的水分减少，出现低血容量性休克而导致血压下降；③维持性血液透析治疗：治疗过程中的超滤量过多，导致血压降低；④利尿：使用利尿剂在治疗水肿的过程中，速度过快也会出现低血压等。

（三）心力衰竭

1.心力衰竭概述

心力衰竭（HF），简称心衰，是指各种原因导致心脏泵血功能受损，心排血量不能满足全身组织基本代谢需要的综合征。HF是CKD患者常见的并发症，也是CKD患者主要的死亡原因之一。

2.发病机制

CKD患者由于GFR降低，水钠潴留，导致心脏负荷过重，发生心力衰竭。

---

①1 mmHg≈0.133 kPa。

3.心力衰竭的危害

CKD患者并发HF时，主要表现为呼吸困难、活动受限、体液过多等。常合并电解质紊乱、代谢性酸中毒等，恶性心律失常的发生率明显增加，部分出现少尿的患者HF的症状逐渐加重。

4.治疗

CKD合并HF时，应同时进行治疗，不能单纯只治疗慢性肾衰竭或是单纯只治疗HF。CKD合并HF的患者应严格控制液体摄入量，规律透析，保持干体重。具体治疗方法主要有以下几种。①肾脏替代疗法：如果患者肾功能差到一定程度，应用利尿剂也没有很好的效果，这时可以给患者做血液净化治疗，将体内多余的水脱出去，能够大大缓解HF。血液净化治疗也可以将毒素排出去，有利于慢性肾衰竭的治疗。腹膜透析比体外血液透析治疗或利尿剂治疗更受青睐，因为其透析内血流动力学变化较低，对心肌的压力较小，导致心肌缺血期缩短，肾功能下降也更慢；②利尿剂治疗：临床上常用的是袢利尿剂，包括呋塞米和托拉塞米等，都可以帮助人体迅速排出体内多余的水分，对于HF的治疗有很大好处，对于慢性肾衰竭的患者也有一定好处。但是需要注意这种利尿剂在排出水分的同时，也能将电解质排出去，容易导致患者出现低钾血症和低钠血症等，因此临床上需要给予充分注意；③β受体阻滞剂（阿替洛尔片、盐酸索他洛尔片、琥珀酸美托洛尔缓释片等）：主要通过减弱交感神经激活对心肌的损伤作用来介导的，可改善HF症状、左室功能，降低住院率和死亡率；④血管紧张素受体和脑啡肽酶抑制剂：脑啡肽酶是一种天然存在的内肽酶，负责各种血管活性肽的降解，包括利钠肽，这类药物通过抑制这些肽的分解，降低血压并增加钠排泄，从而减轻心脏的工作负荷。脑啡肽酶抑制剂增强了利钠肽系统的作用，利钠肽系统是对抗过度肾素血管紧张素醛固酮系统激活的关键反调节系统，临床上，常把脑啡肽酶抑制剂与血管紧张素受体阻滞剂（如舒必妥、缬沙坦）联合使用；⑤盐皮质激素受体拮抗剂：盐皮质激素受体拮抗剂能够竞争性地抑制醛固酮和盐皮质激素受体的结合而发挥保钾利尿作用，该类药物主要有螺内酯（安体舒通）、非奈利酮、依普利酮等，其中，非奈利酮是一种新型的第3代盐皮质激素受体拮抗剂，其对醛固酮受体具有更高的选择性、更强的亲和力，能够高效地阻断醛固酮导致的醛固酮受体过度激活，从而抑制炎症反应、纤维化，延缓对肾脏结构和功能造成的损伤；⑥钠-葡萄糖共转运蛋白2抑制剂（达格列净片）：主要是通过非胰岛素依赖性的机制发挥作用。通过减少葡萄糖在肾脏的重吸收，从尿中直接排糖，起到降血糖的作用。还可通过改善心脏血流动力学，改善心肌能量代谢，稳定心肌细胞离子活动及抗心室重构及心肌纤维化等机制发挥心脏保护作用。

二、肾性贫血

1.肾性贫血概述

肾性贫血是指肾脏各类疾病造成促红细胞生成素的产生相对或绝对不足，以及尿毒症患者血浆中的一些毒性物质干扰红细胞的生成代谢而导致的贫血。

2.发病机制

肾脏除具有排水、排毒、调节电解质平衡功能外，还具有内分泌功能，可以分泌多种激素，其中之一就是促红细胞生成素，其作用于骨髓，促进红细胞的生成和成熟。患了CKD后肾脏分泌促红细胞生成素减少，加上CKD患者铁摄入减少、铁利用障碍及铁丢失增多，久而久之就会出现贫血。除此以外，还有一些因素也会导致CKD患者出现贫血，如尿毒症代谢毒素对骨髓的抑制、肾衰时红细胞存活时间缩短、慢性失血（血液透析治疗时透析器及管路凝血与残血、胃肠道出血等）及继发性甲状旁腺功能亢进、甲状旁腺激素（PTH）抑制骨髓红系造血等。

3.肾性贫血的危害

当CKD患者合并肾性贫血时，会出现头晕、乏力、耳鸣、记忆力下降、注意力不集中等，还可能会造成嗜睡、食欲减退、恶心、呕吐等症状，一般活动后会感到胸闷、气紧。有些患者还可能会出现免疫功能下降，引起感染。部分肾性贫血的患者还伴有出血倾向，比如：皮肤黏膜出血、鼻及口腔黏膜渗血、消化道出血等。还有的会增加心血管疾病发生的风险，比如：心律失常、HF、冠心病等。

4.治疗

主要的治疗方法包括：药物治疗、输血、血液透析、饮食治疗等。

药物治疗：①补充铁剂，早期可进行为期1～3个月的口服铁剂治疗，比较理想的口服铁剂为多糖铁复合物。如果口服铁剂无效或不耐受，可以改用静脉铁剂治疗，比如蔗糖铁或右旋糖酐铁，同时，可补充叶酸、维生素B_{12}等。②补充促红细胞生成素，皮下注射人工合成的促红细胞生成素，一般每周1～3次，一周用量为8 000～10 000单位，然后视血红蛋白的结果调整剂量。促红细胞生成素的最大副作用是引起血压升高和增加心血管疾病的风险，这对CKD患者而言是雪上加霜的。所以，促红细胞生成素治疗过程中一定要严格控制血压。③输血治疗，如果血红蛋白＜60 g/L，合并有贫血临床表现，可以考虑输血治疗。④左卡尼汀，对于长期血液透析的CKD患者给予规律补充促红细胞生成素及铁剂，治疗仍不理想且无禁忌证的情况下，建议促红细胞生成素与左卡尼汀联合应用来纠正贫血。⑤罗沙司他，为低氧诱导因子，可以促进促红细胞生成素的合成，此外，罗沙司他治疗肾性贫血的机制是降低铁调素水平，促进铁离子的吸收、转运及利用。

输血：尿毒症患者对贫血的耐受性很强。过多输血又有风险，故不鼓励用输血的方式来纠正贫血。只有在某些特殊的情况下，如因急性失血而导致的血流动力学不稳定、存在慢性失血的促红细胞生成素抵抗的患者，经医生的评估、同意后方可输血。

血液透析：由于尿毒症代谢毒素对骨髓有抑制作用，可通过血液透析排出血中代谢废物及尿毒症毒素，延长细胞寿命。但是，此方法对改善贫血作用不大。

饮食治疗：患者在生活中应注意食用一些富含维生素C和蛋白质的食物来改善贫血，如新鲜的水果和绿色蔬菜以及蛋类、豆类、乳类、鱼类、虾及瘦肉类等，还要注意补充富含铁的食物，如动物肝脏、瘦肉、蛋黄、蘑菇等，但应注意少吃含钾高的水果，如香蕉、橘子、车厘子等。

随着肾功能下降，贫血患病率进一步升高，到尿毒症期，贫血患病率高达98.2%。肾功能衰竭越重，贫血患病率越高。CKD患者血红蛋白的治疗目标是110～120 g/L，过高或过低都是有害的，建议患者规律复查血常规、血清铁、总铁结合力等指标。

三、肾性骨病

1.肾性骨病概述

肾性骨病是由于CKD导致的矿物质及骨代谢异常综合征。肾脏分泌维生素D和PTH，都是与钙磷代谢有关的，长期有肾脏病的患者会出现骨质疏松（即肾性骨病），肾性骨病全称为慢性肾脏病-矿物质和骨异常（CKD-MBD）。患者易出现钙、磷代谢紊乱和骨转化、骨矿化、生长发育异常以及血管和软组织钙化等。按骨组织转化状态的异常可分为高转运性肾性骨病（骨重塑增加和骨量异常）、低转运性肾性骨病（骨矿化和骨形成减少，包括骨软化症和无动力型骨病）和混合性骨营养不良（甲状旁腺功能亢进性骨病和骨矿化障碍并存）三种不同类型。临床上主要表现为骨痛、骨骼畸形、骨折、肌无力等。肾性骨病进展缓慢，出现症状时已经是透析前期了，是CKD患者常见且容易被忽视的一种并发症，可导致骨折风险增加，影响患者的生存质量和远期预后。

2.发病机制

肾性骨病是由CKD患者的钙磷代谢紊乱、维生素D代谢异常、继发甲状旁腺功能亢进等因素而引起的。

3.肾性骨病的危害

当CKD患者出现肾性骨病时，患者会出现骨痛、骨变形、骨发育不良、骨折等，对患者的日常生活自理能力造成严重影响。肾性骨病会造成血管及其他软组织钙化，进而影响其功能，出现心血管疾病或其他并发症。同时增加患者的住院率、死亡率，加重患者及家属的经济负担。

4.治疗

主要的治疗方法包括以下几种。①控制血磷：包括饮食控制与药物治疗。肾性骨病患者应限制饮食中磷的摄入，每日摄入磷应限制在800~1 000 mg。主要的降磷药物为磷结合剂，包括含钙或铝的磷结合剂（碳酸钙、醋酸钙），不含钙、铝的磷结合剂（盐酸司维拉姆），含镧的磷结合剂（碳酸镧）等。②调节血钙：补充钙剂或活性维生素D制剂及其类似物，维持血钙正常水平，1，25-二羟维生素D_3是治疗肾性骨病的重要药物，又称骨化三醇。③钙受体（CaR）激动剂：CaR激动剂属苯烷基胺类化合物，能增强甲状旁腺细胞膜上CaR对细胞外钙的敏感度，使细胞外钙离子内流，并可动员细胞内钙离子，迅速提高细胞内钙离子浓度，并迅速降低PTH水平，与骨化三醇合用，可抑制PTH分泌。④甲状旁腺切除术：是治疗肾性骨病继发性甲状旁腺功能亢进（SHPT）安全有效的治疗方法，包括甲状旁腺完全切除、次全切除和自体移植等，可有效抑制PTH，降低其他并发症的发生率。⑤中医治疗：主要包括补肾壮骨、益肾活血、滋补肝肾、温肾暖脾、祛湿泄浊等，中医从整体观念出发，以"肾主骨"为中心，调节肝、脾、肾三脏，扶正而不忘祛邪，采用泄浊、化瘀、祛毒的方法，使机体达到"阴平阳秘"的状态。但是中药的药理成分太过复杂，不能清楚说明其作用机制，所以，在临床过程中，应该积极采取中西医结合的治疗方式，将治疗效果最大化。

四、神经系统并发症

（一）尿毒症性脑病

尿毒症性脑病又称为肾性脑病，临床表现主要表现为脑衰弱状态、重症精神病症状、意识障碍、扑翼样震颤、肌阵挛、癫痫发作、共济失调、肌肉震颤等。

（二）尿毒性神经病

一般在GFR<12 mL/min后才发生，临床上主要表现为周围神经症状，开始的时候是不安腿综合征，腿部不适，下肢深部发痒，也可以表现为烧灼足综合征，足部肿胀或紧缩感、压痛。

（三）药物性神经损害

药物性神经损害是由多黏菌素E、链霉素、卡那霉素、巴比妥、青霉素等药物中毒所引起的，主要表现为精神紊乱、惊厥、昏迷等症状。

（四）透析引起的神经疾病

透析引起的神经疾病包括透析性痴呆，主要表现为语言障碍、口吃、注意力不集中、人格改变、妄想、幻觉等症状。

五、内分泌系统并发症

（一）代谢性酸中毒

1～3期的CKD患者易发生肾小管性酸中毒，是由肾小管分泌氢离子障碍或肾小管HCO_3^-的重吸收能力下降导致的。4～5期时可发生高氯血症性（或正常氯血症性）高阴离子间隙性代谢性酸中毒，即尿毒症性酸中毒，主要机制为代谢产物（如磷酸、硫酸等酸性物质）因排泄障碍而潴留。多数患者能耐受轻度慢性酸中毒，但当动脉$HCO_3^- < 15$ mmol/L，患者则可有较明显症状，如食欲缺乏、呕吐、呼吸深长、虚弱无力等。

（二）水钠代谢紊乱

主要表现为水钠潴留，有时也可表现为低血容量和低钠血症。水钠潴留可表现为不同程度的皮下水肿（肾病性水肿多从下肢部位开始，肾炎性水肿多从颜面及眼睑部位开始）和（或）浆膜腔积液，此时易出现血压升高、左心功能不全和脑水肿。低血容量主要表现为低血压和脱水。低钠血症常由饮水过多或其他因素（假性低钠血症）引起，也可由缺钠（真性低钠血症）引起。

（三）钾代谢紊乱

高钾血症是CKD患者常见的代谢并发症之一，也是CKD患者晚期主要死亡原因之一。当eGFR降为20～25 mL/min或更低时，肾脏排钾能力逐渐下降。尤其当钾摄入过多、感染、创伤、酸中毒、消化道出血等情况发生时，患者易出现高钾血症。高钾血症一方面可抑制心肌活动，患者表现为心肌收缩力减弱，严重者发生心脏停搏；另一方面可导致心律失常，主要表现为期前收缩和心室颤动。严重高钾血症（血清钾>6.5 mmol/L）可危及生命，需及时抢救治疗。研究显示，高钾血症在总人群中的发生率约为6.8%，而在CKD患者中约为22.8%。CKD患者随着肾功能的恶化，高钾血症发生率明显增加。有研究表明在eGFR<75 mL/（min·1.73m²）时，高钾血症风险开始增加，CKD4期以上患者的高钾血症发生率甚至高达40%。除了高钾血症，有时由于钾摄入不足、使用排钾利尿剂、胃肠道丢失钾过多等，患者也可出现低钾血症。

（四）钙磷代谢紊乱

在CKD早期，血钙、血磷仍能维持在正常范围，且通常不引起临床症状。而在CKD中晚期时患者可出现高磷、低钙、高PTH等异常。

六、消化道出血

1.消化道出血概述

消化道出血是指食管到肛门之间的消化道发生出血。临床表现为呕血、黑便或血便。

2.发病机制

CKD晚期的患者常会出现严重贫血、血小板异常、凝血功能下降等，加上毒素（氨等代谢产物）对胃肠黏膜的损伤，更加容易发生消化道和各部位的出血。对于长期进行维持性血液透析治疗的患者，透析时抗凝剂的使用也易诱发消化道出血。

3.消化道出血的危害

轻者可无任何表现，重者则会出现贫血、血容量减少，甚至发生失血性休克，危及生命。

4.治疗

当CKD患者出现消化道出血的并发症时，主要的治疗方法为：①药物止血：凝血酶、维生素K_1、H_2受体拮抗剂（法莫替丁）、质子泵抑制剂（奥美拉唑）、生长抑素及其衍生物、垂体后叶素等；②内镜下止血；③三腔二囊管压迫止血。

七、皮肤瘙痒

CKD患者皮肤瘙痒的主要原因有以下几点。①电解质紊乱：主要为钙磷代谢紊乱，患者应该进行相关血液检查，明确钙、磷的代谢情况，如果是高磷、高钙，考虑使用司维拉姆进行治疗，如果是高磷、低钙，则考虑应用碳酸钙对症治疗。②体内毒素堆积：CKD患者体内毒素堆积过多，影响皮肤正常代谢，也会导致皮肤瘙痒的发生。要控制皮肤瘙痒，应针对肾功能衰竭进行治疗。

八、肿瘤

肾移植患者患癌症的风险要比一般人群高1.9～9.9倍，其中肾癌和甲状腺癌的风险增加较明显。肾移植后，与免疫缺陷和病毒感染相关的癌症发生风险大幅增加，包括泌尿生殖系统肿瘤、卡波西肉瘤、淋巴瘤、黑色素瘤和头颈部肿瘤。

（陈杨、马登艳）

第四章

肾脏替代治疗

第一节　肾脏替代治疗前的准备

全球CKD患者逐年增多，一旦发展至终末期的肾衰竭，除了减缓疾病进展速度、防治并发症外，还应进行肾脏替代治疗前的准备工作。肾脏替代治疗前的准备是终末期肾病（ESRD）患者接受透析治疗或肾移植（KT）之前的关键阶段。它的目的是评估患者的健康状况、确认其是否符合肾脏替代治疗的适应证、选择适当的治疗方式，并确保患者在开始肾脏替代治疗前得到充分的教育。

一、整体健康状况评估

患者肾脏替代治疗前除了要评估肾脏功能，我们还要评估患者的整体健康状况和潜在并发症风险，这对肾脏替代治疗选择至关重要。例如，患有严重的心脏病、肝病、肺病或其他重大疾病的患者可能不适合肾移植手术，而透析治疗可能是其更安全的选择。此外，患者的年龄、营养状况和免疫状态也是考虑因素，这些因素可能影响治疗的效果和患者的生存率。在早期CKD管理中，营养管理和饮食建议起着重要的作用。我们强调通过合理的饮食来控制蛋白质、钠、磷和钾的摄入量，以减轻肾脏负担。此外，适当的能量摄入、维生素和矿物质的补充也是确保患者充足营养和健康的重要措施。

二、患者的个人偏好和生活方式

在肾脏替代治疗选择中，患者的个人偏好和生活方式也必须被充分考虑。透析治疗可以分为血液透析（HD）和腹膜透析（PD），每种方法都有其优势和限制。腹膜透析可以在家中进行，具有更大的灵活性和自主性，而血液透析通常需要定期前往透析中心。患者的家庭支持、工作状况、交通便利性和经济能力等因素也会影响治疗选择。

三、身体、适应证和心理评估

1.身体评估

在进行肾脏替代治疗之前，我们必须对患者的身体状况进行全面评估。这包括测量身高、体重、体质指数（BMI）、血压、心率等基本指标。此外，我们还需要评估患者的营养状况、电解质平衡、贫血程度以及其他与肾脏功能衰竭相关的并发症，如骨质疏松和心血管疾病。

2.适应证评估

在决定进行肾脏替代治疗之前，我们要评估患者是否符合透析或肾移植的适应证标准。这可能涉及GFR的测量、尿毒症症状的评估以及其他与治疗选择相关的因素。适当的适应证评估将有助于确定最合适的肾脏替代治疗方法。

3.心理评估

在进行肾脏替代治疗前，我们也要进行患者的心理评估。这是因为肾脏功能衰竭和接受透析或KT可能对患者的心理健康产生重要影响。我们要评估患者的心理状态、情绪调节的能力和应对压力的能力。必要时，我们可能会建议患者接受心理咨询或支持，以帮助他们应对治疗过程中的情绪和心理挑战。

四、前期血管的保护

功能良好的血管通路是血液透析患者得以有效透析、长期存活的基本条件，血管通路也是血液透析患者的"生命线"。建立能够反复使用的血管通路是保证长期透析质量的关键环节。内瘘的建立及其使用寿命与患者的外周血管条件密切相关，因此，对于确诊CKD3期的患者即应开始进行上肢血管预留教育，无论将来采取何种透析方式，都应对患者及家属进行血管保护教育。

采取措施预防和减少血管损伤的发生：①对于CKD4、5期的患者应尽量避免进行上肢静脉穿刺，尤其是留置针、锁骨下静脉置管或经外周静脉置入导管等。②上肢血管条件不好的患者可提前进行束臂握球训练。③对于患有糖尿病或高血压的患者，应加强疾病管理，确保血糖和血压控制在良好水平。这有助于减少血管损伤和进一步的肾脏功能恶化。④合理用药和避免过度使用非甾体类抗炎药物等也是保护血管的重要措施。

通过以上血管保护措施，可以减轻患者血管的负担，降低血管并发症的风险，并为肾脏替代治疗的成功进行提供良好的血管环境。

五、肾脏替代治疗的教育和决策过程

1.信息传达

在肾脏替代治疗的教育过程中，我们要向患者提供详细和准确的信息。这包括不同治疗选项（透析和肾移植）的说明、治疗的目的和效果、治疗的过程和时间安排、可能的并发症以及生活方式的调整。我们要确保患者对治疗过程有清晰的认识，并能够理解和评估不同选项的利弊。

2.患者参与决策

在肾脏替代治疗的决策过程中，患者的参与至关重要。我们要与患者合作，了解他们的价值观、偏好和生活方式，以便制订最适合他们的治疗方案。我们要鼓励患者提出问题和疑虑，并确保他们能够积极参与决策过程。最终的治疗决策应是基于共同的协商和共识达成的。

3.决策支持

在教育和决策过程中，我们要为患者提供决策支持。这包括解答患者的问题、提供相关的资料和资源、提供意见和建议，并确保患者充分理解治疗选择的利弊。我们要尊重患者的决策权，并提供支持和鼓励，以帮助他们做出明智的决策。

4.治疗计划的个性化

每个患者都是独特的，因此治疗计划应该根据患者的个体特点进行个性化的制订。我们要考虑患者的健康状况、生活方式、家庭支持、经济状况以及其他相关因素，制订最合适的治疗计划。个性化的治疗计划可以增加患者的治疗依从性和生活质量。

第二节　肾脏替代治疗方式的选择

在终末期肾病的治疗过程中，肾脏替代治疗是至关重要的手段。肾脏替代治疗方式的选择对患者的生存和生活质量有着深远的影响。HD、PD和KT是当前主要的肾脏替代治疗方式，每种方式都有其独特的优点和限制性。

一、肾脏替代治疗的选择

肾脏替代治疗是终末期肾病患者的生命支持和重要治疗手段。在选择合适的治疗方式时，医生需要充分考虑患者的个体特征、治疗效果、生活质量和医疗资源等因素。我们将详细讨论HD、PD和KT这三种主要的肾脏替代治疗方式。

1.血液透析

HD治疗是指血液经由半透膜（人工肾），利用弥散、对流等原理清除体内的代谢废物、毒物和多余的水分。HD是治疗终末期肾脏病患者的一种方法，具有安全、易行、效果稳定等特点。对于那些需要密切监测和调节凝血因子的患者，HD是一种可靠的治疗选择。但是，HD也存在着静脉通路穿刺相关问题、透析时间长和与透析机器的依赖性等限制。医生需要根据患者的血管情况、心血管稳定性和生活方式等因素来评估是否适合选择HD。

2.腹膜透析

PD是一种利用人体腹膜作为半透膜的治疗技术，通过将配制好的透析液经导管灌入和排出腹腔，以腹膜作为交换空间，通过弥散和对流作用，清除体内过多水分、代谢产物和毒素，达到替代肾脏功能的目的。PD有一些独特的优点，如较少的血管通路相关问题、较好的心血管稳定性和更大的生活自主性。对于那些适宜选择PD的患者来说，他们可以在家中进行治疗，不需要频繁前往医院，这对于提高生活质量非常重要。然而，PD也存在一些局限性，如腹膜感染、腹膜功能丧失和特定禁忌证等。因此，在选择PD时，医生需要对患者的腹膜功能进行评估，并与患者共同决定是否进行该种治疗方式。

3.肾移植

KT是恢复肾功能的最佳方式，对终末期肾病患者而言，它可以提供最佳的生活质量和长期生存率。KT的优势在于不需要进行定期透析治疗，同时也能够改善心血管状况和促进患者的整体康复。然而，KT也面临着供体短缺、排异反应和免疫抑制剂相关的并发症等挑战。在选择KT前，医生需要评估患者的年龄、全身情况、肿瘤病史和心血管状况等因素，并与患者共同决定是否适合进行KT手术。

综上所述，HD、PD和KT是常见的肾脏替代治疗方式。在选择治疗方式时，医生应根据患者的个体特征和治疗需求进行全面评估，并与患者进行充分的沟通和教育。这将有助于患者更好地理解各种治疗方式的优缺点，并与医生一起做出明智的决策。未来，随着医疗技术的不断进步和研究的深入，肾脏替代治疗方式的选择将进一步优化，以提高患者的治疗效果和生活质量。

二、肾脏替代治疗方式选择的考虑因素

在选择肾脏替代治疗方式时，医生需要综合考虑多个因素，以确保最佳的治疗效果和患者的生活质量。以下是需要重点考虑的因素。

1.患者的肾功能和病情状态

在选择肾脏替代治疗方式时，患者的肾功能和病情状态是重要考虑因素。

首先，肾功能的评估是选择适当治疗方式的关键。一般而言，肾功能较好的患者可以考虑PD，而肾功能较差的患者可能需要HD。GFR是评估肾功能的常用指标，医生需要根据GFR的水平来判断肾脏病的分期，从而指导治疗选择。

其次，对于具有特殊情况的患者，如严重心衰、严重电解质紊乱或无法耐受透析的患者，KT可能是更适合的选择。然而，KT并非对所有患者都适用，而是需要进行详细的评估和筛查，包括心脏状况、全身状况、免疫状态等因素，以确保手术的安全性和成功性。

综上所述，选择肾脏替代治疗方式时，要综合考虑患者的肾功能状况、病情状态以及特殊情况，以制定最适合患者的治疗方案。这需要医生进行全面的评估和专业判断，以确保患者获得最佳的治疗效果和生活质量。

2.患者的全身健康状况

患者的全身健康状况是选择肾脏替代治疗方式的重要考虑因素。例如，如果患者存在明显的心血管疾病或血管通路建立困难，PD可能是更合适的选择。

其他全身疾病如糖尿病、高血压、肝病和感染等也需要在选择替代方式时加以考虑。

3.患者的生活方式和偏好

患者的生活方式和个人偏好对选择替代治疗方式至关重要。以下是HD和PD的优势以及可能存在的不足：

HD的优势：①HD在透析中心进行，由专业医护人员监测和执行，确保治疗的安全和有效性。②频率和时间可控，血液透析通常需要每周进行2～3次，每次4～5 h，透析过程具有固定的时间安排。

HD透析的不足：①影响患者生活习惯、工作，患者需要固定时间到透析中心接受治疗，对正常工作和就业有一定影响。②年龄较大、生活不能自理、行动不便者，须家属陪同往返医院，照顾者负担较重。

PD透析的优势：①PD可以在患者的家中进行，具有更大的自主性和灵活性。②PD是持续进行的治疗，通过腹膜腔内的腹透液与腹膜进行交互，清除废物和多余液体。③HD相比，PD不需要建立动静脉通路，减轻了血管的负担和相关并发症的风险。

PD的不足：①PD需要患者和其家庭成员掌握一定的技能和知识，如进行腹透液的准备、注入和排出，以及腹膜导管的护理。②腹膜感染风险，由于PD需要患者在家中进行，存在潜在的感染风险，需要严格遵循感染预防措施。

医生会根据患者的具体情况和需求，为其提供详细的信息和指导，以便患者能够做出明智的治疗选择。

4.治疗效果和并发症

医生需要评估不同肾脏替代治疗方式的治疗效果和并发症风险。PD对保护残存肾功能和心血管稳定性可能更有优势，但也存在腹膜感染和腹膜功能丧失的风险。HD可以通过高效的废物清除和液体平衡调节改善患者的症状，但患者需要经常前往透析中心并面临静脉通路相关问题。对于KT，需要评估供体和受体的匹配度以及移植后的免疫抑制治疗和并发症的风险。

综上所述，选择适合的肾脏替代治疗方式需要综合考虑患者的肾功能、全身健康状况、生活方式和偏好，以及治疗效果和并发症风险。医生应与患者进行充分的讨论和决策，以共同选择最合适的肾脏替代治疗方式，以期达到最佳的治疗效果和生活质量。

三、肾脏替代治疗方式选择的决策过程

选择适合的肾脏替代治疗方式是一个复杂而关键的决策过程，需要医生和患者共同参与，并考虑多个因素。以下是在肾脏替代治疗方式选择的决策过程中需要考虑的关键步骤。

1.综合评估患者的状况

在开始决策过程之前，医生首先会对患者进行全面的评估。这包括了患者的肾功能、全身健康状况、病史、并发症以及社会心理因素等。通过了解患者的状况，医生可以更好地理解患者的需求和限制。

2.提供详细的信息

医生应当向患者提供关于各种肾脏替代治疗方式的详细信息，包括PD、HD和KT。这些信息应当包括治疗原理、操作过程、优缺点、治疗频率、时间需求以及与透析相关的生活调整等方面。通过提供充分的信息，患者可以更好地理解各肾脏替代治疗的特点和对其生活的影响。

3.个性化评估和讨论

根据患者的状况和偏好，医生应当进行个性化的评估和讨论。这涉及与患者探讨各肾脏替代治疗方式对其生活的影响、治疗频率、地点选择以及可能的并发症风险等方面。医生还应当考虑患者的家庭支持、经济状况和文化背景等因素，以确定最合适的肾脏替代治疗方式。

4.共同决策和目标制订

在了解患者的偏好和意见后，医生与患者共同决定最适合的治疗方式。这是一个共同决策的过程，医生应当提供专业建议和权威指导，但最终的决策权应当掌握在患者手中。同时，医生和患者还应当共同制订治疗目标，并确保患者理解肾脏替代治疗方式对目标实现的影响。

5.持续评估和调整

选择适合的肾脏替代治疗方式并不是一次性的决策，而是一个动态的过程。随着时间的推移和患者状况的变化，医生需要进行持续评估，并根据需要进行调整。以下是在肾脏替代治疗方式选择过程中持续评估和调整

的一些关键方面：

（1）定期监测肾功能：医生会定期评估患者的肾功能，通过血液检查和尿液分析等方式了解肾脏状况的变化。根据肾功能的改变情况，医生可以判断当前的治疗方式是否仍然适用，或者是否需要进行调整。

（2）患者的症状和生活质量评估：医生会定期询问患者的症状和生活质量，了解透析治疗对其日常生活的影响。如果患者在某种透析方式下出现不适或生活质量下降，医生可能会考虑调整治疗方式以改善患者的状况。

（3）并发症和副作用的监测：透析治疗可能会伴随一些并发症和副作用，例如感染、心血管问题、骨质疏松等。医生会密切监测患者是否出现这些问题，并及时采取相应的措施。如果某种透析方式导致较多的并发症或副作用，医生可能会考虑调整治疗方式以减少风险。

（4）患者的个人偏好和需求：医生会与患者保持良好的沟通，并关注患者的个人偏好和需求。如果患者对当前的治疗方式表示不满意或有其他偏好，医生可以考虑调整治疗方式以满足患者的期望。

（5）KT评估：对于适合进行KT的患者，医生会进行详细的评估和筛查。如果患者的状况符合KT的条件，医生可能会建议患者考虑进行KT手术，并进行相应的准备工作。

综上所述，持续评估和调整是选择适合的肾脏替代治疗方式的重要环节。医生会根据患者的肾功能、症状、并发症风险、个人偏好和KT的适宜性等因素，持续监测患者的状况，并在必要时进行治疗方式的调整。通过持续评估和调整，可以确保患者在整个治疗过程中获得最佳的治疗效果和生活质量。

第三节　血液透析

目前，HD是终末期肾脏病患者最常用的治疗方式之一，其在改善患者生活质量、延长生存期和控制病情进展方面发挥着重要作用。HD对于终末期肾脏病患者的重要性及在临床实践中的复杂性和挑战性是不言而喻的。下面将介绍HD的原理和机制，适应证和禁忌证，治疗方案、护理和监测，并发症管理以及临床疗效评估。

一、血液透析的原理和机制

HD的主要目的是清除毒素和机体多余水分，调整电解质、酸碱平衡，基本原理主要基于扩散、对流、吸附清除血液中的毒素，通过超滤清除体内潴留的水分。

1.扩散

指通过浓度梯度的作用，将代谢废物从高浓度区域（血液）传递到低浓度区域（透析液）的过程。在HD过程中，血液通过透析器中的半透膜，与透析液分隔开来。由于血液中的代谢废物浓度高于透析液，代谢废物会通过扩散作用从血液中移至透析液中，达到清除的目的。其中包括肌酐、尿素氮等代谢废物的清除。

2.对流

指通过液体流动将溶质从一个区域带走的过程。在HD中，对流通过透析器中的血液流动和透析液流动来实现。血液通过透析器时，通过血液泵的作用，使血液流动起来，与透析液进行接触。透析液中含有低浓度的电解质和其他溶质，与血液中的代谢废物和多余水分发生对流作用，将它们带走。这样，通过扩散和对流的双重作用，血液中的代谢废物和多余水分得以清除，达到纠正体液紊乱和维持内环境稳定的目的。

3.吸附

透析器滤料表面具有特殊的吸附材料，能够吸附特定的溶质，如大分子物质或特定的代谢产物，以清除它们。

4.超滤

通过调整透析器上的特殊压力梯度，将血液中多余的水分分离出来，实现超滤。这有助于控制体液负荷，纠正液体潴留和水肿。

HD的机制不仅包括扩散、对流、吸附、超滤，还涉及透析器的特性和透析液的成分。透析器通常由半透膜构成，半透膜的孔径可以控制溶质和水分的通过。透析液的成分需要与患者的生理状况相匹配，以达到适当的清除效果和电解质平衡。此外，透析过程中还涉及血流速度、透析时间和透析频率等参数的调节，以实现个体化的治疗。

需要注意的是，HD作为一种治疗方法，并不能完全替代肾脏的功能。尽管HD可以清除代谢废物和多余水分，但它无法恢复肾脏的内分泌功能和调节体内其他代谢过程的能力。因此，在实施HD治疗时，医护人员需要密切监测患者的肾功能指标、临床症状以及透析过程中的血压等重要指标，确保治疗的安全和有效性。

二、血液透析的适应证和禁忌证

HD是终末期肾脏病患者最常用的治疗方式之一，但并非适用于所有患者。下面将对HD的适应证和禁忌证进行阐述，以帮助患者了解哪些情况适合接受HD治疗，哪些患者应慎重选择进行HD。

（一）适应证

1.终末期肾病

1）决定是否开始透析的原则

（1）应对患者的症状、体征以及代谢异常、容量状态、营养和药物干预效果进行综合评估，决定透析开始的时机。

（2）肾脏专科医生应充分告知患者及其家属HD的必要性及其并发症的风险。患者或其家属按相关规定签署血液透析知情同意书后，才能开始HD治疗。

2）血液透析时机

（1）建议患者导入透析治疗指征：肾小球滤过率（GFR）<15 mL/（min·1.73 m²），且出现下列临床表现之一者。①不能缓解的乏力、恶心、呕吐、瘙痒等尿毒症症状或营养不良；②难以纠正的高钾血症；③难以控制的进展性代谢性酸中毒；④难以控制的水钠潴留和高血压，合并充血性心力衰竭或急性肺水肿；⑤尿毒性心包炎；⑥尿毒症性脑病和进展性神经病变；⑦医生认为其他需要血液透析的因素。

（2）高风险患者（合并糖尿病），应适当提早开始透析治疗。

（3）无论临床症状如何，患者GFR<6 mL/（min·1.73 m²）应开始透析治疗。

2.急性肾损伤。

3.药物或毒物中毒。

4.严重水、电解质和酸碱平衡紊乱。

5.其他如严重高热、低体温，以及常规内科治疗无效的严重水肿、心力衰竭、肝功能衰竭等。

（二）禁忌证

无绝对禁忌证，但对于下列情况应慎重选择：严重感染及颅内出血或颅内压增高；休克或低血压；严重心肌病变导致心力衰竭及肺水肿；极度衰竭；晚期恶性肿瘤；严重认知障碍或精神疾病不能配合血液透析治疗的患者；血管通路不能建立的患者。

三、血液透析的治疗方案、护理和监测

治疗方案、护理和监测是HD过程中至关重要的部分。

1.治疗方案

1）透析模式选择

根据患者的具体情况和病情，选择适合的透析模式，一般为普通HD。透析模式的选择应考虑患者的肾功能状况、血流动力学稳定性、透析设备和资源可用性等因素。

2）透析频率和时间

确定透析的频率和持续时间，一般HD每周进行3次，每次4 h。透析频率和时间的调整应根据患者的尿量、尿毒症症状、液体平衡和电解质紊乱等因素进行个体化的评估和调整。

3）透析液配置

根据患者的电解质和液体平衡需求，调配透析液的成分和浓度。透析液的配置需要严格遵循标准操作程序，确保透析液的质量和安全性。

2.透析过程中的护理和监测

在HD过程中，医护人员需要进行密切的护理和监测，以确保透析的安全性和疗效。

生命体征监测：定期测量和记录患者的血压、心率、体温等生命体征，以及观察患者的意识状态和呼吸状况。

透析液监测：定期监测透析液的电解质浓度、温度、超滤量等指标，确保透析液的质量和适宜性。

血液流量监测：监测血液流量和血管通路的通畅情况，确保透析过程中血流的充分和顺畅。

电解质和酸碱平衡监测：通过定期的血液检查，监测患者的电解质水平、酸碱平衡和尿毒症指标，及时调整透析参数和药物治疗。

液体平衡监测：密切观察患者的体重变化、尿量和液体摄入量，调整超滤量和液体管理，以维持良好的液体平衡。

并发症监测和处理：观察并及时处理透析过程中可能出现的并发症，如低血压、心律失常、出血等。

在整个透析过程中，医护人员还需要与患者进行有效的沟通并关注患者的需求。此外，定期进行透析治疗的评估和复查，以评估治疗效果和调整治疗方案。

四、血液透析的并发症管理

1.血管通路相关并发症

血管通路感染：预防感染的关键是严格遵循无菌操作原则，包括消毒穿刺点、定期更换血液管路等。感染出现时，及时使用合适的抗生素治疗，并对穿刺点和血管通路进行适当处理。

血管狭窄和血栓形成：长期HD可能导致血管通路内狭窄或血栓形成，影响透析效果。定期监测血管通路的通畅性，如发现问题，可采取血管成形术或置入血管支架等介入治疗方法。

2.透析相关性低血压

透析过程中，由于血液容量的减少和血液流出体外，可能导致血压下降。这种情况下，可通过调整透析液中的钠浓度、超滤速率和透析时间等参数来控制低血压的发生。合理控制透析液的超滤速率和透析时间，以及使用适当的低血压药物，如血管收缩剂，有助于预防和管理透析相关性低血压。

3.透析不充分

透析不充分可能导致尿毒症毒素清除不彻底，进而出现尿毒症症状加重。因此，确保透析的准确性和充分性非常重要。透析方案的制订应根据患者的尿量、尿毒症症状、电解质和液体平衡等因素进行个体化评估和调整。

对于透析不充分的情况，医护人员可能会考虑以下因素：

透析时间和频率：透析的持续时间和频率可能需要进行调整，以确保充分清除尿毒症毒素和维持良好的电解质和液体平衡。

透析液配置：根据患者的具体情况，可能需要调整透析液的成分、浓度和温度，以提高清除效果和透析的安全性。

血液流速和超滤量：通过调整血液流速和超滤量等透析参数，可以改善透析的清除效果和液体平衡。

血管通路检查：定期检查和评估血管通路的通畅性，如发现血管狭窄或其他问题，可能需要进行相应的处理和调整。

医护人员应根据患者的具体情况和透析效果监测结果，与患者密切合作，进行适当的调整和优化，以提高透析的效果和患者的生活质量。如果患者对透析效果有任何疑问或不满意，应及时与医护人员沟通，寻求进一步的解决方案。

评估HD的充分性是确保患者获得有效治疗的重要步骤。以下是一些常用的评估方法和判断透析不充分的指标：

（1）溶质清除效果评估。血液生化指标：监测血液中的肌酐、尿素氮、β_2-微球蛋白等溶质的水平，通过比较透析前后的指标变化来评估清除效果。如果这些溶质的清除不彻底或减少幅度不够大，可能表明透析不充分。

Kt/V值：Kt/V是血液透析中常用的评估指标，它表示透析过程中清除尿素氮的程度。Kt/V值越高，表示溶质的清除越充分。一般认为，Kt/V值在1.2～1.4是透析充分的目标范围。

（2）水分控制评估。超滤量：通过监测透析过程中的超滤量来评估水分控制的效果。超滤量是指从体内去除的多余水分的量。如果超滤量不足或过多，可能导致水分潴留或脱水的问题，表明水分控制不充分。

体重变化：监测透析前后的体重变化情况。如果体重在透析前后有较大的差异，可能表明水分控制不足。

（3）症状和体征评估。患者症状：与患者沟通，了解其尿毒症症状在透析前后的改善情况，如疲劳、食欲缺乏、恶心呕吐等。如果症状没有明显缓解或加重，可能表明透析不充分。

体征：观察患者的体征指标，如血压、心率、呼吸等。透析后，应该出现体征改善的情况，如血压下降、心率稳定等。如果这些指标没有明显改善，可能表明透析不充分。

判断透析不充分需要综合考虑以上评估方法，并与患者的临床表现和主观感受相结合。如果发现透析不充分，医护人员可能需要采取以下措施来改善透析效果。

调整透析时间和频率：增加透析时间或增加透析的次数，以增加溶质清除的机会。

调整透析液配置：根据患者的具体情况，调整透析液的成分、浓度和温度，以提高清除效果和透析的安全性。

调整血液流速和超滤量：通过调整血液流速和超滤量等透析参数，改善透析的清除效果和液体平衡。

定期检查和评估血管通路：确保血管通路的通畅性，如有必要，进行相应的处理和调整。

定期与患者进行沟通和关注症状变化：与患者密切合作，了解其症状和感受的变化，并及时调整透析方案。

需要强调的是，判断透析是否充分是一个综合性的评估过程，应该由专业的医护人员根据患者的具体情况进行评估和判断，并采取相应的措施来改善透析效果。及时与医护人员沟通并寻求进一步的解决方案是很重要的。

4.透析相关性贫血

长期HD可能导致贫血的发生。这主要与肾脏无法生产足够的促红细胞生成素有关。适时检测血红蛋白水平，并根据需要使用人工促红细胞生成素进行治疗，有助于管理透析相关性贫血。

综上所述，HD的并发症是一个需要重视和及时干预的问题。遵循严格的操作规范、监测患者病情和透析效果、合理调整透析参数，以及采取适当的药物和治疗手段，可以预防和管理这些并发症，确保HD的安全和疗效。在HD过程中，专业的护理团队的密切合作和有效沟通也起着重要的作用，以提供最佳的护理和支持。

六、血液透析的临床疗效评估

HD作为肾脏替代治疗的重要手段，其临床疗效的评估对于指导患者的治疗和康复至关重要。HD能够有效清除尿毒症患者体内的代谢产物和水分，从而降低血液中肌酐、尿素氮等代谢产物的浓度。因此，生化指标的监测是评估血液透析效果的重要方法。常用的生化指标包括血肌酐，尿素氮，血清钾、钠、钙、磷的水平等，通过定期监测这些指标的变化，可以评估患者的肾功能和透析的清除效果。另外，还有以下几种评估方法。

1.水分和体重控制评估

HD可通过超滤作用去除体内多余的水分，因此水分和体重的控制也是评估透析效果的重要指标。定期监测患者的体重变化、超滤量和超滤率等参数，以确保透析过程中水分的充分去除，维持水分平衡。

2.患者症状和生活质量评估

除了生化指标和水分控制外，还需考虑患者的症状缓解程度和生活质量的改善。HD能够减轻尿毒症患者的症状，如疲劳、恶心、食欲缺乏等，并改善其生活质量。通过使用评估工具如生活质量问卷（如WHOQOL-BREF）、疲劳评估量表等，可以客观评估患者的症状缓解程度和生活质量的改善情况。

3.心血管和营养评估

HD对心血管系统的影响是关键之一。应定期监测患者的血压、心脏功能、血红蛋白水平等指标，评估透析对心血管系统的疗效。此外，透析过程中还需关注患者的营养状况，评估蛋白质摄入、营养状况和相关指标，以保证患者的营养供给和身体健康。

4.并发症管理和治疗依从性评估

在HD过程中，及时发现和管理透析相关的并发症对于提高透析效果和患者生活质量至关重要。评估患者对治疗的依从性和对并发症的管理情况，包括血管通路护理、药物治疗等，可反映患者对透析治疗的积极程度和治疗效果。

综上所述，HD的临床疗效评估需要综合考虑生化指标、水分和体重控制、患者症状和生活质量、心血管和营养状况以及并发症管理等方面的指标。通过细致的评估和全面的观察，可以对HD的治疗效果进行准确评估，并根据评估结果调整治疗方案，以达到最佳的临床疗效。

七、血液透析的新进展和发展趋势

1.个体化透析治疗

近年来，越来越多的研究表明，个体化透析治疗对于提高透析效果和患者生活质量至关重要。个体化透析治疗根据患者的具体情况，包括肾功能状态、体征指标、生化指标、水分控制等因素，制订量身定制的透析方案。例如，根据患者的残余肾功能和实验室检查结果，调整透析的频率和时长，及选择高通量透析或血液透析滤过等透析方法，以达到最佳的治疗效果。

2.智能化透析设备

随着科技的不断发展，智能化透析设备逐渐应用于临床实践。这些设备能够实时监测患者的生理参数，如血压、体温、超滤量等，并根据监测结果进行自动调整，以实现更精确的透析治疗。此外，智能化设备还可以与移动终端进行数据交互，方便患者和医护人员进行远程监控和管理。

3.血液透析联合其他治疗方法

近年来，HD联合其他治疗方法的研究逐渐增多。旨在通过不同治疗方法的组合应用，进一步提高透析治疗的效果。这些联合治疗方法的出现为肾病患者提供了更多的治疗选择，并带来了新的希望。

4.家庭血液透析

家庭血液透析（HHD）指患者在家中进行透析治疗，相对于传统的医院透析，HHD可以带来更大的便利性和生活质量提升。这需要患者和家庭成员接受相关培训，学会操作透析设备，并遵循医生的治疗方案。HHD可以减少患者前往医院的次数，同时也有助于更好地融入日常生活。其主要优势有：①透析治疗更自由，时间安排灵活，可以根据工作和生活时间表来安排析时间，对工作和生活影响更小。②不需要频繁地到医院治疗，只需要定期到医院复诊。但是由于HHD操作的复杂性，因此并不是每个人都适合HHD。

第四节　腹膜透析

一、腹膜透析的概述

PD是终末期肾脏病患者的肾脏替代治疗的主要方式之一。它利用人体腹膜作为透析膜，在腹腔内引入透析液，弥散和渗透的作用，清除体内废物和多余的液体，以恢复水、电解质平衡和清除代谢废物。

1.腹膜透析的定义和原理

PD是一种通过腹腔膜将体内多余废物和液体排出的肾脏替代治疗方法。与HD相比，它利用人体自身的腹膜作为透析膜，无须依赖外部透析机器。

PD的原理基于两个主要过程：弥散和渗透。利用腹膜作为半渗透膜的特性，通过重力作用将配制好的透析液规律、定时经导管灌入患者的腹膜腔，由于在腹膜两侧存在溶质的浓度梯度差，高浓度一侧的溶质向低浓度一侧移动（弥散作用）；水分则从低渗一侧向高渗一侧移动（渗透作用）。通过腹腔透析液不断地更换，以达到清除体内代谢产物、毒性物质及纠正水、电解质平衡紊乱的目的。

2.腹膜透析的历史背景

PD作为一种肾脏替代治疗方法已有数十年的历史。它最早在20世纪60年代得到广泛应用，随后经过多年的发展和改进，已成为一种成熟且有效的治疗选择。

早期的PD是通过手工引流和排液的方式进行，限制了其在临床中的广泛应用。随着透析液配方、透析器材和透析操作技术的改进，PD逐渐变得更加安全和可行。现代PD已经成为一种可在家庭或医院中进行的治疗方式，为尿毒症患者提供了更大的便利性和灵活性。

3.腹膜透析的类型

PD可根据透析液的性质和操作方式分为不同类型。常见的PD类型包括持续性非卧床腹膜透析（CAPD）和自动化腹膜透析（APD）。

CAPD：CAPD是一种手工操作的PD方法，患者通过自己进行透析液的引入、保留和排出，每天进行多次透析。这种方法不需要机器辅助，患者可以在家中或工作场所进行，提供了更大的灵活性和生活质量。

APD：APD是一种利用机器进行透析液引入和排出的PD方法。患者在睡眠期间使用自动透析机进行透析，白天无须机器辅助。这种方法提供了更大的便利性和稳定性，减少了患者的操作负担。

二、腹膜透析的适应证和禁忌证

1.适应证

以下是一些常见的适应证，表明PD可能是合适的治疗选择。

CKD终末期：患者肾功能已经严重受损，达到尿毒症阶段，需要进行肾脏替代治疗。

缺乏HD的适应证：由于某种原因，如血管通路难以建立或维持，或者存在HD的禁忌证，无法进行HD，此时PD是一种可行的选择。

患者有相对较好的自理能力：PD需要患者具备一定的自我管理能力，

包括正确操作透析装置、注意个人卫生、遵守治疗计划等。患者自理能力强，能够适应并遵守治疗要求的情况下，适合进行PD。

儿童和妊娠妇女：PD在某些特定人群中具有一定的优势，例如儿童和妊娠妇女。对于儿童患者来说，PD可以提供更好的生活质量和成长发育条件；对于妊娠妇女来说，腹膜透析可以减少对胎儿的不良影响，同时提供适当的肾脏替代治疗。

2.禁忌证

虽然PD在许多情况下是一种有效的治疗方法，但也存在一些禁忌证，限制了其应用范围。以下是一些常见的禁忌证：

严重腹膜炎：腹膜炎是PD的绝对禁忌证，因为在炎症活动期间进行PD会进一步恶化感染状况。

腹腔腔内肿瘤广泛腹膜转移导致患者腹膜广泛纤维化、粘连，使腹膜的过滤功能减弱或丧失。

严重的皮肤病、腹壁广泛感染或腹部大面烧伤患者无合适部位置入PD导管。

难以纠正的机械性问题如外科难以修补的疝、脐突出、腹裂、膀胱外翻等会影响PD。

三、腹膜透析的治疗过程

PD是一种肾脏替代治疗方法，利用人体腹膜腔表面的腹膜作为透析膜，向腹腔内引入透析液通过弥散、渗透原理，清除体内的代谢废物和多余液体。以下是腹膜透析的治疗过程。

1.植入腹膜透析导管

在开始PD治疗之前，需要在患者腹部进行手术，将PD导管植入腹膜腔内。手术通常在局部麻醉下进行，导管通过小切口插入腹膜腔，然后固定在腹壁上。导管的一端留在体外，用于连接透析液。

2.透析液的选择和准备

透析液是PD的核心部分，它与腹膜腔内的血液进行交换，清除代谢废物和多余液体。透析液包含葡萄糖和其他溶质，根据患者的需要和透析目标，可以选择不同的透析液配方。

透析液通常在治疗前准备好。医生会根据患者的透析计划和要求，计算所需的透析液量，并将其预先准备好。

3.腹膜透析治疗步骤

PD治疗通常在患者的家庭或其他适宜的环境中进行。以下是PD的基本步骤：

（1）洗手和准备：在进行治疗前，患者应彻底洗手，确保操作环境清洁。准备好所需的透析液、透析装置和其他辅助用品。

（2）填充：把新的透析液灌入腹腔。通常进液需10分钟。进液完成后，患者可以继续日常活动。

（3）停留：让透析液留在腹腔内持续性净化血液。在进行下一次交换前透析液将存留在腹腔内4～6 h。起初患者会觉得腹腔内液体的存在感到不适，但慢慢地患者会适应。

（4）排出：将已在腹腔内净化血液4～6 h的透析液通过透析管排出体外，通常需要19～20 min。

4.评估和监测

在PD治疗过程中，医生会定期对患者进行评估和监测，以确保治疗的效果和安全性。评估内容可能包括测量血压、体重、超滤量、尿量等。医生还会监测患者的肾功能、电解质平衡和其他相关指标。

四、腹膜透析的治疗效果

1.清除代谢废物和液体负担

PD通过透析液与腹膜腔内的血液进行交换，可以清除体内的代谢废物和多余液体。这包括尿素、肌酐、尿酸等代谢产物，以及过多的水分。透析液中的葡萄糖和其他溶质通过腹膜的滤过和吸附作用，促使废物和液体从血液中转移到透析液中，达到清除的目的。

2.调节电解质和酸碱平衡

PD可以帮助调节体内的电解质和酸碱平衡，以纠正血液中电解质紊乱和酸中毒。通过透析过程中的溶质交换，PD可以去除体内过多或异常的电解质，使其恢复到正常范围。

3.提高生活质量

PD不仅可以改善身体状况，还可以提高患者的生活质量。相比于HD，PD具有更灵活的治疗时间和地点，患者可以在家中进行治疗，减少了医院频繁就诊的负担。这使得患者能够更好地融入日常生活，保持社交和职业活动。

总的来说，PD是一种安全有效的肾脏替代治疗方法，可以改善尿毒症患者的肾功能、电解质平衡、贫血状态和生活质量。然而，每个患者的治疗效果会有所不同，具体效果还取决于患者的个体情况、治疗方案的选择和遵循程度，以及医疗团队的配合和监测。因此，患者在接受PD治疗时应密切与医生合作，并定期进行评估和随访，以获得最佳的治疗效果。

五、腹膜透析的并发症和管理

PD是一种常见的肾脏替代治疗方法，虽然在大多数患者中是安全有效的，但仍然存在一些潜在的并发症。了解并发症的发生和管理对于确保PD的顺利进行至关重要。

1.腹膜炎

腹膜炎是PD最常见的严重并发症之一。它通常由于细菌感染引起，其中最常见的病原体是葡萄球菌和链球菌。腹膜炎的症状包括腹痛、发热、腹膜刺激征和透析液浑浊。治疗腹膜炎通常包括静脉抗生素治疗和透析液的更换。预防腹膜炎的关键是保持透析液的清洁和正确操作透析管路，包括严格遵守手卫生和透析液质量控制的标准。

2.渗漏和出血

PD过程中可能发生渗漏和出血。渗漏是指透析液从腹膜腔外泄漏到周围组织或体腔中，可能导致腹痛和局部肿胀。出血可能是由于透析液与血液之间的腹膜毛细血管损伤所致。对于渗漏和出血通常需要及时评估和干预，包括更换透析液、调整透析方案或手术干预。

　　3.长期腹膜透析导致的腹膜功能退化

　　长期PD可能导致腹膜功能的退化，表现为腹膜通透性下降和腹膜纤维化。这可能影响透析效果和治疗的持续性。为了减缓腹膜功能的退化，建议采取措施降低透析液的浓度和温度，定期评估腹膜状态，并根据需要调整透析方案。

　　4.腹膜透析导管相关并发症

　　PD导管相关并发症包括导管感染、导管扭曲、导管脱出和导管出口狭窄等。导管感染是最常见的并发症之一，常表现为局部红肿、渗出或发热。导管扭曲和脱出可能导致透析液流动受阻。导管出口狭窄会导致透析液排出困难。对于这些并发症，通常需要抗生素治疗、修复或更换导管。

　　5.其他并发症

　　除了上述并发症外，PD还可能导致一些其他并发症，如肺炎、心血管问题、骨代谢紊乱和营养不良等。这些并发症的预防和管理需要综合评估和治疗，包括合理的营养支持、积极管理液体和电解质平衡，以及定期的心血管评估和骨密度监测。

　　对于PD并发症，早期识别和干预至关重要。患者在进行PD治疗时，应定期接受医生的评估和监测，并遵循严格的操作规范和保证个人卫生。医疗团队应与患者保持密切合作，提供必要的教育和支持，以最大限度地降低并发症的风险，并确保患者获得安全有效的PD治疗。

六、腹膜透析的未来发展方向

　　PD作为一种肾脏替代治疗方法，已经取得了显著的进展，但仍存在一些挑战和改进的空间。为了进一步提高PD的效果和患者生活质量，有几个未来发展方向值得关注。

1.技术改进和创新

透析液成分的优化：继续优化透析液的成分，以更好地满足患者的个体需求。这可能包括调整透析液中的电解质浓度、葡萄糖浓度和其他添加物，以最大程度地清除废物和维持体液平衡。

自动化和智能化技术：自动化和智能化技术的应用有望改善PD的治疗过程和管理。例如，自动化透析机器可以实现更精确的透析液注入和排出控制，减少误差和人为因素的影响。智能监测系统可以实时监测透析过程中的生理指标和患者状态，提供个性化的治疗建议和预警。

2.患者管理和支持

患者教育和培训：加强对患者的教育和培训，使其更好地理解PD的治疗原理、操作技巧和进行自我管理。医护人员应提供全面的支持和指导，帮助患者更好地应对治疗过程中的各种挑战和并发症。

心理社会支持：PD患者在长期治疗过程中面临许多心理和社会方面的挑战。医护人员应提供心理咨询和社会支持服务，帮助患者应对焦虑、抑郁和生活质量下降等问题，提升其心理健康和生活满意度。

3.多学科合作和研究

多学科团队合作：PD治疗需要多学科团队的协作，包括专科医生、护理人员、营养师、心理医生等。要加强团队之间的沟通和合作，以整合不同专业的知识和技能，提供全面的医疗和支持服务。

临床研究和数据共享：加强PD的临床研究，深入了解其治疗效果、并发症管理和长期预后。促进研究结果的共享和交流，以推动PD领域的科学进展和最佳实践。

总之，未来PD的发展方向包括技术改进和创新、患者管理和支持，以及多学科合作和研究。通过不断的努力和创新，我们可以进一步提高PD的治疗效果和患者生活质量，为尿毒症患者提供更好的肾脏替代治疗选择。

第五节　肾移植

一、肾移植的概述

肾移植（KT）是一种常见且有效的治疗终末期肾脏疾病的方法，通过将一个或两个健康的肾脏从捐赠者移植到接受者身上，以恢复接受者肾脏功能。KT可以显著提高患者的生存率和生活质量，并减少长期透析治疗的需求。

1.肾移植的定义和背景

KT是一种手术程序，旨在取代失去功能的肾脏，以恢复患者的肾脏功能。它被广泛应用于终末期肾脏疾病的治疗，并且已经成为肾脏替代治疗的首选方法之一。

KT的历史可以追溯到20世纪50年代，随着移植技术和免疫抗排斥治疗的不断发展，肾移植的成功率和患者存活率显著提高。现代KT采用的免疫抗排斥治疗方案，如免疫抑制剂的使用和配型技术的改进，进一步提高了移植的成功率。

2.肾移植的目的和适应证

KT的主要目的是恢复患者的肾脏功能，使其能够自主清除废物和调节体内液体平衡。KT成功后，患者可以避免长期进行透析治疗，可有效改善生活质量，并减少与透析相关的并发症。

KT是适用于符合一定条件的终末期肾脏疾病患者的治疗方法。常见的适应证包括CKD终末期、糖尿病肾病、高血压肾病、多囊肾等。对于合适的患者，KT可以提供长期的肾脏功能和较好的生存率。

3.肾移植手术和术后管理

KT通常需要一个供体和一个受体。供体可以是活体供体（通常为亲属或配偶）或脑死亡供体。手术过程包括取出供体的肾脏，进行血管和尿管的连接手术，并将供体肾脏置于受体的髂窝区。

术后，患者需要接受免疫抗排斥治疗来预防移植排斥反应。这包括使用免疫抑制剂药物来抑制患者的免疫系统，以避免排斥移植的肾脏。免疫抗排斥治疗需要根据患者的具体情况进行个体化调整，并定期监测药物浓度和免疫功能。

在术后恢复期间，患者需要密切监测肾脏功能、药物治疗不良反应和可能的并发症。定期随访和进行药物调整是确保移植肾脏长期存活和患者健康的重要措施。

二、免疫抗排斥治疗

免疫抗排斥治疗是KT后治疗的重要组成部分，旨在预防或减轻移植排斥反应，确保移植肾脏的长期存活。通过使用免疫抑制剂药物，抑制患者的免疫系统，减少对移植肾脏的攻击，以达到免疫耐受的目标。

1.免疫抗排斥治疗的目的和原理

免疫抗排斥治疗的主要目的是抑制患者的免疫系统，降低对移植肾脏的免疫攻击，从而减少排斥反应的发生。排斥反应是移植肾脏被患者免疫系统识别为异物而发生的免疫反应，可导致移植肾脏功能损害和丧失。

免疫抗排斥治疗的原理基于两个主要的免疫抑制机制：细胞免疫和体液免疫的抑制。细胞免疫抑制主要通过抑制T淋巴细胞的活性来阻止排斥反应的发生。体液免疫抑制主要通过抑制B淋巴细胞的活性，减少产生抗体和免疫复合物的生成。

2.免疫抗排斥药物的分类和应用

免疫抗排斥药物主要分为以下几类：免疫抑制剂、抗体制剂和免疫调节剂。它们根据不同的作用机制和靶点，在免疫抗排斥治疗中起到关键作用。

（1）免疫抑制剂：免疫抑制剂通过抑制免疫细胞的功能来减轻排斥反应。常用的免疫抑制剂包括：环孢素A、他克莫司、龙胆紫素和AZA（醋氨酚）。这些药物可抑制T细胞的活性，降低移植肾脏受到攻击的风险。

（2）抗体制剂：抗体制剂通过针对特定的免疫细胞或分子进行靶

向治疗，减少排斥反应的发生。常用的抗体制剂包括：抗T细胞抗体（如ATG、ALG）和CD20抗体（如利妥昔单抗）。

（3）免疫调节剂：免疫调节剂通过调节免疫系统的平衡和功能，促进免疫耐受的形成。常用的免疫调节剂包括：MTOR抑制剂（如雷帕霉素）和细胞凋亡诱导剂（如亚胺霉素）。

3.免疫监测和个体化治疗

免疫抗排斥治疗需要根据患者的具体情况进行个体化调整。免疫监测是指定期检测患者的免疫功能和药物浓度，以确保治疗的有效性和安全性。

常见的免疫监测指标包括：血肌酐水平、尿液蛋白定量、抗体水平、T细胞和B细胞计数以及药物浓度监测（如C0、C2、C4浓度）。这些指标可以帮助评估移植肾脏的功能、排斥反应的发生风险以及指导药物剂量的调整。

三、抗移植排斥的基因多态性

抗移植排斥的基因多态性是KT领域的研究热点之一。个体的遗传变异在KT后的免疫反应和药物代谢中起到重要作用，影响着移植肾脏的存活和患者的治疗效果。通过研究与免疫反应和药物代谢相关的基因多态性，可以更好地了解移植排斥的发生机制，并为个体化治疗提供依据。

1.免疫反应相关基因多态性

HLA基因多态性：人类白细胞抗原（HLA）是最重要的免疫反应相关基因家族之一。HLA基因的多态性影响着移植排斥的发生率和严重程度。HLA配型是肾移植前的关键步骤，以减少配型不合适引起的排斥反应。

细胞因子基因多态性：细胞因子是免疫反应中的重要调节因子。基因多态性可导致细胞因子的表达和功能变化，进而影响移植排斥的发生。常研究的细胞因子基因包括TNF-α、IL-10、IL-6等。

免疫调节基因多态性：免疫调节基因参与免疫耐受的维持和调控。基因多态性可以影响免疫调节分子的表达和功能，进而影响移植排斥的发生。常研究的有免疫调节*FOXP3*、细胞毒性T淋巴细胞相关抗原（CTLA-4）、免疫抑制分子PD-1等。

2.药物代谢相关基因多态性

CYP基因多态性：细胞色素P450酶（CYP酶）是药物代谢的主要酶类。CYP基因的多态性影响着免疫抗排斥药物的代谢速度和效果。常研究的CYP基因包括*CYP3A5*、*CYP3A4*等。

ABC转运体基因多态性：ABC转运体参与药物的跨膜转运。基因多态性可以影响免疫抗排斥药物在移植肾脏中的分布和清除。常研究的ABC转运体基因包括*ABCB1*、*ABCC2*等。

其他药物代谢相关基因多态性：除了CYP和ABC基因外，还有其他药物代谢相关基因的多态性可能影响免疫抗排斥药物的代谢和效果。常研究的基因包括*UGT1A9*、*SLCO1B1*等。

3.基因多态性与移植排斥风险和药物剂量个体化

研究表明，抗移植排斥的基因多态性与移植排斥的发生风险和免疫抗排斥药物的剂量个体化密切相关。某些基因多态性可能增加移植排斥的风险，而其他基因多态性可能导致药物代谢速度的改变，从而需要调整药物剂量。

个体化治疗根据患者的基因型进行调整，以优化药物治疗效果和减少移植排斥的发生。基因多态性的研究为KT患者的治疗提供了新的方向和策略，但目前仍需更多的大样本研究来验证基因多态性与移植排斥的关联，以及确定个体化治疗的最佳实践。

四、肾移植后并发症

KT是治疗终末期肾脏疾病的有效方法，但在手术后和移植肾脏功能恢复的过程中，患者可能面临一些并发症。这些并发症可能由免疫抑制治疗、手术创伤、药物不良反应以及基础疾病等多种因素引起。

了解和管理这些并发症对于提高移植肾脏的存活率和患者的生活质量至关重要。

1.移植排斥反应

移植排斥是KT后最常见的并发症之一。它是由免疫系统对移植肾脏产生的免疫反应引起的，可分为急性排斥和慢性排斥。急性排斥常发生在手术后的早期阶段，通常通过免疫抑制剂治疗来控制。慢性排斥则是一种渐进性的病变，可能导致移植肾脏功能逐渐恶化。

2.移植肾脏功能障碍

移植肾脏功能障碍是KT后常见的并发症之一。它可能由手术创伤、排斥反应、移植肾脏血液供应不足、移植肾脏血管狭窄等多种因素引起。功能障碍可能导致移植肾脏的尿量减少、肌酐水平升高和液体潴留等问题。及时诊断和治疗功能障碍对于保护移植肾脏功能至关重要。

3.感染

由于免疫抑制治疗的存在，移植患者在术后容易发生感染。感染可能由细菌、病毒、真菌等病原体引起，常见的感染部位包括尿路、呼吸道、皮肤等。移植患者的免疫系统较弱，感染可能对其健康状况和移植肾脏功能造成严重影响。因此，感染的预防和及时治疗是至关重要的。

4.药物不良反应

免疫抑制药物是维持移植肾脏功能的关键，但这些药物可能引起一系列的不良反应。常见的不良反应包括高血压、高血糖、骨质疏松、肾损害、消化系统不良等。药物不良反应的管理需要综合考虑移植患者的整体情况，权衡药物疗效和不良反应之间的关系。

5.其他并发症

除了上述常见的并发症外，KT患者还可能面临其他问题。其中包括血管手术并发症、肾移植相关癌症、心血管疾病、骨质疏松等。这些并发症的管理需要综合考虑患者的疾病历史、药物治疗、生活方式等多个因素。

五、个体化药物治疗在肾移植中的应用

个体化药物治疗是根据患者的基因型、表型特征以及其他临床指标，为每个患者设计和调整个性化的药物治疗方案的理念。在KT领域，个体化药物治疗的应用已成为一个重要的研究方向。通过了解患者的遗传变异、药物代谢特征以及其他相关因素，可以更准确地预测和调整免疫抑制药物的剂量和种类，提高治疗效果，减少不良反应，并降低移植排斥的风险。

1.基因多态性与药物代谢

KT患者的个体差异在很大程度上受遗传因素的影响。许多基因多态性位点已被发现与免疫抑制药物的代谢和效应有关。以*CYP3A*基因家族为例，其中的*CYP3A5*基因多态性（rs776 746）已被证实与他克莫司的代谢能力相关。携带*CYP3A5**3等位基因的患者往往对他克莫司代谢能力较差，需要更高的剂量来维持治疗效果。通过检测患者的基因型，可以预测其对免疫抑制药物的代谢能力，从而个体化地调整药物剂量。

2.药物浓度监测

个体化药物治疗还可以通过监测药物浓度来指导免疫抑制药物的剂量调整。药物浓度监测是通过测定患者血液或尿液中的药物浓度来评估药物在体内的代谢和清除情况。根据药物浓度监测的结果，可以对免疫抑制药物的剂量进行调整，以达到良好的治疗效果和最小的副作用风险。常见的药物浓度监测指标包括血液中的免疫抑制药物浓度以及血液生化指标如肌酐和尿素氮等。

3.临床指标的监测

除了基因多态性和药物浓度监测外，还应该密切监测KT患者的临床指标，以评估免疫抑制治疗的效果和患者的肾功能。常见的临床指标包括肾功能指标如血肌酐、尿蛋白等，以及免疫指标如抗体水平和淋巴细胞计数等。这些指标的监测可以帮助评估患者的疾病状态，指导个体化的药物治疗方案的调整。

4.其他因素的考虑

个体化药物治疗还需要综合考虑患者的年龄、性别、肝功能、肾功能、心血管健康状况以及其他合并症等因素。这些因素对药物的代谢、清除和药物之间的相互作用等都有重要影响。通过综合考虑这些因素，可以更准确地制定个体化的药物治疗方案，提高治疗效果，减少不良反应。

六、新兴技术和未来发展方向

随着科学技术的不断进步，KT领域也涌现出许多新兴技术和治疗策略，为提高KT的成功率和患者的生活质量提供了新的可能性。以下是一些新兴技术和未来发展方向的概述：

1.器官捐献与获取

扩大供体池：为了解决器官短缺的问题，各国不断努力扩大供体池。除了传统的脑死亡捐献外，还有活体捐献等形式。此外，新兴的技术如心脏停搏捐献等也为器官获取提供了更多机会。

人工器官和再生医学：人工器官和再生医学技术的发展为KT提供了新的可能性。通过生物打印技术和干细胞技术，可以制造出与患者组织相匹配的肾脏，减少排斥反应和移植排斥的风险。

2.免疫耐受与免疫调节

免疫耐受诱导：免疫耐受诱导是一种旨在减少或消除免疫抑制药物使用的策略，以降低移植排斥的风险，包括体外诱导免疫耐受、细胞治疗、抗体疗法等多种方法。

免疫调节剂：新型的免疫调节剂正逐渐应用于KT领域。例如，生物制剂如抗体、特定细胞因子和抗炎药物等，可以调节免疫反应、改善移植排斥和减少免疫相关并发症的发生。

3.基因编辑和基因治疗

基因编辑：CRISPR-Cas9等基因编辑技术的出现，为修复或改变与肾移植相关的基因突变提供了新的可能性。通过精确编辑患者或供体的基因，可以降低排斥反应、提高移植器官的耐受性。

基因治疗：基因治疗是一种通过向患者体内导入正常基因来修复或替代缺陷基因的方法。在肾移植领域，基因治疗可以用于改善免疫抑制药物的效果、减少移植排斥的风险，并提高移植器官的长期存活率。

4.个体化药物治疗

个体化药物治疗是一种将患者的个体差异、基因型和药物代谢能力考虑在内的治疗策略。通过基因检测、药物监测和临床指标评估，可以个体化地调整免疫抑制药物的剂量和种类，以提高治疗效果并降低不良反应的风险。

5.移植后监测和护理

非侵入性监测技术：新兴的非侵入性监测技术，如尿液蛋白组学、尿液微生物组学和尿液DNA分析等，可以提供实时的器官功能和免疫状态监测，有助于早期发现并处理并发症。

个体化护理：结合大数据和人工智能技术，可以建立个体化的护理模型，根据患者的病情和治疗反应进行动态调整，提供更准确和有效的护理方案。

在KT过程中，了解基因多态性对移植排斥和药物代谢的影响至关重要。许多研究表明，基因多态性在免疫抗排斥治疗和药物代谢方面发挥着重要作用。某些基因变异可能导致免疫系统的异常反应，增加排斥反应的风险。另外，药物代谢相关基因的多态性可以影响免疫抑制药物的代谢和效果，从而影响移植器官的生存和患者的预后。

随着对基因多态性的研究不断深入，我们逐渐认识到个体化药物治疗在KT中的重要性。通过基因检测和药物监测，我们能够了解患者对免疫抑制药物的代谢能力和敏感性，从而个体化地调整药物剂量和种类。这有助于提高药物的疗效，减少不良反应，并降低移植排斥和并发症的风险。

此外，新兴技术和未来发展方向为KT带来了更多的希望。器官捐献与获取的改进扩大了供体池，提供了更多的移植机会。免疫耐受诱导和免疫调节剂的应用有望减少免疫抑制药物的使用和不良反应。基因编辑和基因治疗技术的发展为修复或替代缺陷基因提供了新的途径。个体化护理和监测技术的进步有助于提供更精准和有效的治疗方案。

总体而言，KT是一项复杂而有挑战性的治疗方法。通过充分了解基因多态性、应用个体化药物治疗和引入新兴技术，我们有望进一步提高移植成功率、降低并发症风险，并改善患者的生活质量。随着科学技术的不断发展和临床实践的积累，我们相信KT领域将迎来更多的突破和进步，为KT患者带来更好的治疗效果和生活质量。

在探索了血液透析作为肾脏替代治疗的多个方面后，现在我们将进一步扩展我们的视野，转向另一个关键领域——康复医学。正如我们在前面的章节中所了解到的，肾脏疾病对患者的生活产生了深远的影响，而康复医学旨在帮助患者恢复功能、提高生活质量，并实现全面的身心健康。

在下一章我们将深入探讨康复医学的概念与发展。康复医学作为一个跨学科的领域，涵盖了多种治疗方法和干预措施，旨在帮助患者克服各种健康挑战，包括肾脏疾病所带来的影响。我们将探讨康复医学的核心理念，以及它如何在不同阶段的患者护理中发挥作用。

（黄佩宣）

第二篇

肾脏康复基础知识

第一章
康复医学概论

第一节　康复医学的概念及发展

一、康复医学的概念

康复医学是20世纪中期出现的一门新兴的医学应用学科，是以功能障碍恢复为目标，以团队合作为基本工作模式，应用临床医学、物理治疗方法、作业疗法、技能训练等多种方式，使身体存在功能障碍的患者最大限度地恢复残存功能的学科。同时，康复医学也是医学学科的重要分支之一，具有独立的医学体系，运动疗法、作业疗法、言语疗法等是现代康复医学的重要内容和手段。世界卫生组织（WHO）已将康复医学、预防医学、临床医学、保健医学并列为现代医学的四大支柱。积极开展康复治疗，能够有效预防残疾，减少并发症，并且改善患者生存质量，帮助患者更好地回归家庭和社会。

随着现代社会经济、医疗水平的迅速发展，老龄化社会进程加快，以及近年来，全球慢性疾病患病率呈逐年上升趋势，慢性疾病及其带来的各种并发症降低了患者的生存质量，人们对健康的要求以及对医疗卫生的要求不断提高，医学模式早已从单纯疾病治疗转向以健康为中心的生物–心理–社会模式。将康复预防、康复治疗与其他学科交叉融合，在预防并发症、改善功能障碍、缩短住院病程中发挥积极影响，使功能障碍者重返工作、家庭、社会，重建经济价值，贡献社会力量。在《"健康中国2030"规划纲要》（以下简称《纲要》）中也明确提出："使全体人民享有所需要的、有质量的、可负担的预防、治疗、康复、健康促进等健康服务。"《纲要》将"健康中国"上升为国家的优先发展战略，提出大健康观，并对预防和康复的理念做了强调，康复医学已经成为健康中国战略的重要组成部分。

二、康复医学的发展

最早的康复医学起源于20世纪40年代，经过两次世界大战后，战伤和脊髓灰质炎的流行导致残疾者增多，大批的伤病员亟待康复治疗。为了使伤病员能尽快恢复，康复工作者将多学科综合应用于康复治疗，如物理治疗、作业治疗、心理治疗、语言治疗、假肢和矫形支具装配等，并取得了明显的效果，推动了康复医学的发展，并得到了医学界的广泛认可。1969年，国际物理医学与康复医学学会（ISPRM）成立，进一步确立了康复医学的地位。此时的康复概念已经不仅仅是单纯的躯体康复，而是发展到身体的、精神的、社会的、职业的和经济的全面康复。20世纪70年代之后，康复医学渗入临床的各个领域，并被社会所重视。20世纪80年代后，新技术和新材料的广泛应用，促进了康复功能检查及治疗方法的不断改进。

20世纪80年代，我国将现代康复医学的理论与方法引入国内，1982年国家卫生部选择若干医疗机构试办康复中心，标志着我国现代康复医学事业的扬帆起航。特别是20世纪90年代原卫生部启动医院评审工作以来，要求三甲医院应当建立康复医学科，更是有力推动了各级医院康复医学科的建设和发展。许多医疗机构在开展专科康复的同时，与其他临床学科交叉渗透、密切协作，开展早期康复介入治疗，对预防残疾发生、减轻伤残程度发挥了重要作用。2007年国家中医药管理局首次设立康复重点专科。我国政策也高度关注康复医学发展，在政策及公共卫生资源规划中不断强调，大力推进。党中央、国务院在深化医药卫生体制改革的重大决策部署中提出"防治康"三结合的方针。2016年全国卫生与健康大会上习近平总书记指出，努力实现残疾人"人人享有康复服务"的目标；2021年6月国家卫生健康委员会、国家发展和改革委员会等八部委联合发布了《关于加快推进康复医疗工作发展的意见》，促进了我国康复医学事业的全面发展和繁荣。

我国康复医学科学研究虽然起步晚、底子薄，但近年来发展迅速，逐渐与临床医学无缝对接、相互融合，有效的多学科团队协作诊疗可提高医疗资源利用率，增强治疗效果，在严重创伤、癌症等复杂性疾病的治疗、康复中应用广泛。目前开展的主要有神经康复、骨关节病康复、截瘫康复、孤独症康复、截肢康复、肾康复、肺康复、心脏康复、肿瘤康复、糖尿病康复、视力障碍康复、听力障碍康复、言语障碍康复、精神障碍康复、产后康复、认知功能障碍康复、吞咽功能障碍康复、神经系统康复等。此外，康复医学与工科、理科等多学科的交叉融合正成为近年来的研究趋势和热点，促进了新型康复技术及设备的研发与应用，进一步推动了康复医学的学科发展。据统计，2019年全球总计24亿人因康复医学受益，减少健康寿命损失年3亿年，受益人数量从1990年至2019年增加了63%。在各级政府和社会力量的支持下，国内康复医学学科在学科方向、人才培养、科学研究、学术交流、标志性成果等方面都得到了较快发展。

第二节 康复医学基本内容

一、康复医学的服务对象

康复医学的服务对象主要是指先天发育障碍和后天所致的功能障碍者，包括精神、心理、社会功能障碍者，主要为以下几种人群。

1.残疾者

因各种先天性或后天性因素所致的身体或心理残疾，包括视力残疾、听力残疾、言语残疾、智力残疾、肢体残疾、精神残疾以及多重残疾等部分或全部失去通过正常方式从事个人或社会活动及生活能力的人。目前，我国每年新增残疾人近百万，并有逐年上升的趋势。

2.老年人群

我国人口基数大，随着老龄化趋势加快，需要接受康复医学服务的人数众多，年老体弱者的康复也越来越受到社会的关注。老年人由于自然规律，随着年龄的增长，自身器官功能也慢慢地退化，导致身体各方面功能衰退，以及老年疾病（冠心病、高血压、骨关节疾病等）严重地影响了老年人的健康，而康复有利于延缓衰老的过程，提高年老体弱者的生活质量。

3.慢性病患者

随着医疗技术的不断发展，各种慢性疾病患者（如冠心病、慢性阻塞性肺疾病、类风湿关节炎、糖尿病、肾脏疾病等）因疾病进展或反复发作而导致功能障碍，以及功能障碍加重了基础病的病情。疾病与功能损害互为因果，使疾病进一步恶化。康复措施可控制病程，提高总的治疗效果，同时帮助患者恢复功能。

4.亚健康人群

随着社会的发展，高科技不断向日常生活中渗透，体力活动减少，生活节奏加快，导致了亚健康群体逐渐增加，而这一群体多为中青年，是家庭和社会的中流砥柱，他们是急需康复关注的对象。

5.急性病或手术后恢复期、损伤急性期患者

凡存在功能障碍的急性病、损伤急性期及手术后恢复期患者，应在全身情况稳定后及早开始康复治疗。早期的康复治疗有助于患者的功能恢复，增强他们的信心和体能，并可防止并发症和后遗症的发生。

二、康复医学团队的组成

康复医学是一门多专业和跨学科的医学学科，目前倡导的工作模式是以康复对象及其家庭为中心的康复治疗组成员之间相互协作的团队工作。它以康复小组的形式展开，以紧密联系的整体来发挥作用，围绕康复对象进行功能的检查与评估，制订和实施康复治疗计划，改善其多层面功能障碍，尽可能地使患者恢复到最佳状态。康复医学团队是由涉及范围较广的不同专业人员组成，一般包括康复医生、康复治疗师、康复护士、言语治疗师、心理治疗师、社会工作者等专业人员，涵盖康复医疗、康复教育、康复科研及康复管理等方面。在康复医疗工作中，他们必须依赖各专业和各学科的分工合作才能实现康复的目标。这种模式较好地体现了以人为本，以患者为中心的服务方式，能更好地为患者提供服务。

1.康复医生

康复医生须具备对内科、外科、神经科、儿科等疾病的较为广博的医疗专业知识，能处理各种残疾状况，并掌握康复医学理论和对于常见的疾病和（或）残疾的功能评定、康复治疗方法，从而能够在有效控制患者病情的基础上，为患者制订全面的康复计划，并领导一个医疗专业人员团队，共同致力于患者的全面功能恢复。

康复医生作为康复医疗团队工作的领导者，贯穿整个康复治疗过程，除应具备全面、扎实的专业技术水平外，还应具备良好的沟通和协调能力。一方面，康复医生既是专业技术人员又是团队的管理者。患者的康复过程需要多学科人员共同参与，一名好的管理者应尊重团队成员，并能根据他们各自的专业特长，调动团队内每一名成员的积极性，以相互协作的精神更好地为患者服务。另一方面，由于康复治疗需要患者的主动参与，康复目标的制订和治疗方式的选择应以患者为中心，在康复治疗实施过程中，康复医生需通过有效的交流及时了解患者对治疗的感受，以及患者及其家庭的愿望，共同制订出合理的、能有效改善患者生存质量的个体化康复方案，并使患者了解康复治疗的进程，充分调动其参与的积极性。因此，交流与沟通能力是康复医生所必须具备的业务素质。

2.康复治疗师

1）物理治疗师

物理治疗师通过使用机械力和运动方法（生物力学或运动功能学）进行手工疗法、运动疗法和电疗，以修复损伤，促进活动和功能，为患者实施治疗，帮助患者减除疼痛、局部肿胀等所带来的不适，进行如肌力、肌张力、关节运动范围、平衡能力、体位转移能力、步行能力和步态以及身体姿势等的躯体运动功能评估，并根据评估结果，制订功能训练计划，实施训练，尽可能地恢复患者的躯体功能。物理治疗师的工作范围并不局限于患者的诊治，还涉及公共卫生战略咨询、健康宣传、管理、教学、科研，以及在当地、国家和国际层面制定和实施卫生政策等。以上的工作内容，只能通过物理治疗师或在其指导和监督下才能开展，包括检查、评定、评估、诊断、预后、计划、干预、治疗和再次评估。

2）作业治疗师

作业治疗师是提供作业治疗的专业人员，其以患者为中心，旨在通过作业治疗的方式促进患者健康和提高其生活质量，有目的、有针对性地对身体上、精神上有功能障碍或残疾，以及不同程度地丧失生活自理和职业能力的患者，进行治疗和训练，使患者恢复、改善生活、学习和劳动能力。作业治疗师应能够对患者进行日常生活活动能力、认知能力、职业能力及社会生活能力等评估，并根据评估结果制订作业治疗计划，指导患者进行日常生活活动训练、感知觉训练、手功能训练、认知康复训练，使用生活辅助器具、轮椅、假手、矫形支具及其他辅助性用品用具等，改善其日常生活自理能力，指导患者进行一些职业性的活动练习，以助早日回归社会；同时，能指导患者进行文娱治疗、音乐治疗等艺术治疗，调整其精神及心理状态。作业治疗师也需具备团队合作性，与其他专业人员、患者家属、看护人员和志愿者协同合作，这对于实现整体治疗非常重要。

3.康复护士

康复护士的职责是在康复治疗计划实施过程中，在对康复对象进行相关的基础护理，减少继发性功能障碍，并紧密配合康复医生和其他康复专业人员，结合日常生活活动的需要实施功能促进护理；并开展康复宣教，训练患者学习自我护理的技巧，还应掌握康复对象的心理动态，做好心理护理工作。

4.言语治疗师

言语治疗师是指从事语音障碍、语言障碍、言语流畅性障碍、听力障碍及吞咽障碍的评估诊断和治疗康复的专业人员，为患有沟通交流、进食和吞咽障碍的儿童和成人提供治疗、支持和护理。言语治疗师的工作内容包括：①评估并处理患者的言语、语言和沟通交流的相关问题；②评估并处理患者的进食和吞咽问题；③与患者家属、护理人员和其他专业人员（如教师、护士、作业治疗师和医生）合作，为患者提供个体化治疗。

5.心理治疗师

心理治疗师是以临床心理学的理论系统为指导，运用临床心理学的技术与方法治疗患者的心理疾病，对其心理与行为问题进行矫治的专业技术人员。心理治疗师的主要任务是针对患者的心理和社会问题，从生物—心理—社会的医学模式出发，对患者的心理障碍进行评估、咨询和治疗，改善其不利于适应社会的心理和行为，使其逐渐适应身体残疾带来的各种困难，理智地看待自己的伤残，学会处理诸如情绪、家庭关系、社会关系等社会心理问题，保持心理健康，平等参与社会活动，提高生存质量。

6.社会工作者

社会工作者应是大学社会学系毕业并接受过康复医学基础培训的人员，是促进患者社会康复的工作人员。一般宜在康复中心或康复医院设置，在尚无上述人员时可暂时由受过康复医学培训的管理人员代替。

三、康复医学的内容

康复医学的工作内容主要包括康复预防、康复评估和康复治疗。

1.康复预防

康复预防为康复工作的主要内容，是指通过在伤、病、残的发生前后采取综合性措施，以预防、控制伤、病、残的发生和发展。共分为三级预防：

（1）一级预防，又称为临床前预防，以减少各种病损的发生，包括优生优育、遗传性疾病的咨询、预防接种、防治老年病、防治慢性病、防治职业病损、合理用药、合理饮食，注意卫生等。

（2）二级预防，又称为临床前期预防，即在疾病的临床前期采取早发现、早诊断、早治疗的"三早"预防措施。

（3）三级预防，又称为临床后期预防，即在伤残后避免再次发病和后遗症的康复，包括康复治疗、康复教育和社区康复。

2.康复评估

康复评估是实现康复目标和计划的基础，指使用客观的量表或方法诊断功能障碍问题，即有效和准确地评估患者功能障碍的性质、程度、范围、严重程度、发展趋势、预后及转归等，并根据康复评估结果拟订康复治疗目标、修改计划和效果评价。康复评估内容为以下几点：

（1）躯体功能评估，包括肢体功能评估、关节功能评估、肌力评估、神经电生理评估、心肺功能评估和日常生活活动能力评估等。

（2）精神（心理）状态评估，包括情绪评估（焦虑、抑郁等）、残疾后心理状态的评估、疼痛评估和智力测定等。

（3）言语功能评估，包括失语症评估、构音障碍评估和听力测定等。

（4）社会功能评估，包括社会生活能力评估、生活质量评估等。

康复评估至少应在治疗前、中、后各进行一次。即康复治疗始于评估，止于评估。

（1）初期评估：在患者入院初期完成，目的是全面了解康复对象的功能状况和障碍程度、致残原因及康复潜力，以此作为确定康复目标和制订康复治疗计划的依据。

（2）中期评估：在康复治疗中可以多次进行。目的是评估康复对象经过康复治疗干预后的总体功能情况，评价治疗效果，并以此次评估结果作为调整康复治疗计划的依据。

（3）后期评估：即在康复治疗结束时进行。目的是评估康复对象经一系列康复治疗措施干预后的最终功能状况，评价康复治疗的效果，提出重返家庭和社会，以及进一步康复治疗的建议。

3.康复治疗

康复治疗是康复医学工作的基本内容，它根据康复评估所明确的障碍部位和程度设计康复治疗方案。常用的康复治疗方法包括：

（1）物理治疗。通过物理因子疗法、运动疗法和手法治疗，借助力、电、光、声、磁、冷、热、水等物理因子来提高人体健康水平，预防、改善或治疗患者的功能障碍，提高患者的生存质量。

（2）作业治疗。针对患者功能障碍，制订个体化的作业活动，重点是使患者最大限度地恢复或提高独立生活和劳动能力，以使其能作为家庭和社会的一员过着有意义的生活。作业治疗包括上肢的主动、被动活动，手功能训练，日常生活活动能力训练（如穿衣、洗漱、进餐、如厕、家务活动等），助行器（如助行架手杖）、足托、生活辅助用具的制作及使用等。

（3）中医治疗。其主要采取有效的中医方法改善患者的功能，主要包括中药、针灸、中医手法、传统锻炼方法如太极拳、八段锦等。当前，中医康复医学蓬勃发展，已成为我国康复医学中不可或缺的重要部分，在构建具有中国特色的康复服务体系中发挥着独特作用，广受国际康复医学界和世界卫生组织关注。以太极拳为例，太极拳在改善平衡、控制血压、预防跌倒、提高生活质量、改善认知功能等多个方面具有显著效果，是不花钱的康复手段，其融合了身心医学的特点，为世界人民所接受。

（4）康复工程。其主要是借助现代科技为伤残人士服务，包括为有需要的患者安装和使用假肢；配置并训练使用特殊轮椅；当前第五代移动通信（5G）技术的普及加快了人工智能、机器人、虚拟现实等技术在康复领域的应用，如利用机器人辅助训练和改善患者的肢体和认知功能，借助虚拟现实技术来模拟真实环境训练患者的肢体、言语以及认知功能等。

（5）康复护理。其主要是预防患者发生各种继发性并发症，以及在出现各种并发症后给予积极的护理干预及针对性的康复指导与健康教育，以减轻并发症给患者带来的影响。

（6）言语治疗。语言是人类社会中约定俗成的符号系统，人们通过应用这些符号达到交流的目的。语言包括对符号的表达和接受的能力，也包括对文字语言符号的运用（书写、阅读）以及姿势语言和手语。语言包括言语，言语是指说话的能力或口语形成的机械过程。语言治疗重点是改善交流能力（包括听、说、读、写功能）。近几十年来，西方将言语治疗师又称为言语–语言病理学家，由于吞咽和言语共用口咽部器官，因此，目前将吞咽障碍的康复治疗也归属言语治疗。

（7）心理治疗。心理医生或治疗师通过给予患者心理疏导或引导患者进行心理宣泄，调节心理状态，改善心理功能。

（8）文体治疗。借助于文娱活动，如唱歌、跳舞、书法、绘画等，来调节精神心理状态，改善躯体的心理、社会功能。

（9）社会服务。主要是对患者提供社会康复方面的指导，使有功能、心理、发育、认知和情感障碍或健康残疾的人能够克服重返就业或其他有职业方面的障碍的过程。职业康复可能需要一系列卫生保健专业人员和其他非医学学科的投入，如残疾就业顾问和职业顾问，通常由社会工作者完成。

随着科学技术的发展，高分子材料、自动化装置、微电子技术、等速技术、功能磁共振技术和细胞移植技术等也被引入康复医学领域。完整的康复治疗方案应有机、协调地运用上述各种治疗手段。现代科技能有效提高康复医疗水平，未来信息化的康复医生将成为康复事业发展的核心。

四、康复流程

1.康复治疗工作流程

康复医学作为一种包含多专业的综合性学科，其工作流程与常规临床医学存在一定差异。康复工作流程通常为：

当患者进入康复治疗时，首先由康复医生接诊患者，评估患者病症情况，根据患者存在的功能障碍及程度制订合理康复方案；将患者转到康复医学科不同的治疗部门（如物理治疗、作业治疗、言语吞咽治疗等），由各康复工作人员遵医嘱实施康复治疗计划。

治疗中，康复医生进一步评估患者康复情况，根据康复评定结果科学地调整康复治疗方案；定期召开康复治疗团队（组）的讨论会，总结实际康复工作中存在的问题，优化康复治疗流程。

治疗结束时，需要再次召开康复治疗团队（组）的讨论会对康复效果进行总结，并为下阶段治疗或出院后的康复提出建议，为患者出院指导及院外康复指导工作。

康复服务质量与医院康复服务实施流程有着密切关系，且康复服务质量将直接影响患者对整体医疗服务的满意度，所以应加强规范化、科学化管理及康复流程实施，以提升康复医学科综合地位，全面提高康复医学科专科建设水平，提高整体医疗服务质量，为患者提供更加优质、快捷的康复服务。

2.康复医学的治疗流程

康复医学的治疗流程，是确保康复治疗得以顺利实施的关键。主要分为以下步骤：

（1）初期评定。初期评定包括基本资料的收集及整理。

（2）确定目标。在评定中将各种有价值的信息综合在一起，运用康复技能和临床经验，对可能恢复的最大限度进行判定、预测，确定康复的目标。在实施康复治疗时，常通过检查患者是否达到了短期目标和长期目标来验证康复成效。

①短期目标。是指经过康复专业人员和患者的努力，可以很快达到的具体目标。短期目标的实现在时间上通常是几天或1～2周。

②长期目标。是短期内难以达到，需要经过一段时间的积极努力才有可能达到的具体目标。实现短期目标是长期目标实现的前提和基础，若干个短期目标构成了长期目标。

3.制订治疗方案

根据评定时所掌握的各种有价值的信息，按照确定的康复目标，制订一个临床确实可行的、尽可能详细的治疗方案。康复治疗的实施取决于具体的治疗方案，康复治疗方案的制订是在对康复对象功能康复评定的基础上，针对患者所存在的问题、了解患者及其家属的功能需求，并结合可以采用的康复治疗手段，综合分析后制订出来。因此，没有康复评定的康复治疗方案不是科学的方案，没有不同时间点的多次康复评定，所制订的治疗方案常常是不规范、不标准的方案。

4.实施治疗

根据处方和确定的治疗目标，各专科治疗师密切合作，按照总的治疗方案并运用各自的专业技术，进行相关的专科治疗。在治疗过程中，各专科治疗师可依照评定结果和临床经验选择最佳治疗手段。

5.再评定

根据处方和确定的治疗目标，在各专科治疗师进行治疗之后，患者可能逐渐恢复，可进入下一流程。也有可能与预期不同，并未达到治疗目标，则需要再次评定，根据评定结果返回到上面的第二个步骤，重新确定目标，以便再次制订方案、实施治疗。这个流程可以反复进行，以达到治疗目标进入下一流程为止。

6.决定回归

通过反复再评定，确认患者的恢复已经达到最大康复限度，功能恢复情况已稳定之后，则可决定患者日后的去向。

（樊丹丹）

第二章

肾脏康复概论

第一节 肾脏康复的定义

康复是指患者重新获得稳定的健康状态，拥有积极的心理状态，乐于且有能力参加社会活动；最早的肾脏康复是指通过提供拯救生命的透析治疗，使患者达到理想的工作和生活状态。但后来认为，这种目标不现实，多数透析患者是失业状态。现代的肾脏康复概念是集医学治疗、教育、咨询、饮食及运动训练一体的综合项目，目的是使肾脏病患者达到最佳的职业潜能功能状态及生活质量。肾脏康复的内容包括鼓励（encouragement）教育（education）运动（exercise）就业（employment）评定（evaluation）五部分（5E）。

第二节 肾脏康复研究与现状

康复是有不良健康状况的个体在与环境相互作用的过程中改善不良健康状况，实现预防功能丧失、减缓功能丧失速度、改善或恢复功能、代偿丧失功能以及维持现有功能的目标，使个体功能最大化。随着人口预期寿命进一步增长，严重疾病（包括癌症）和创伤后存活率的提高，面临身体虚弱、痴呆、行动不便、自理能力差、交流困难等问题的老年人和残疾人将越来越多，而其对独立、积极和高质量生活的期望并未减少，这将需要标准、有效的康复方案来减轻活动限制，实现最佳的环境参与，以达到身心康复。有证据表明，康复可以降低与老龄化相关的功能障碍并提高生活质量。

国内对于肾脏康复的研究起步相对较晚。2001年陈文华等首先提出了透析患者的运动疗法，同时孙延兵、贾强等也开始针对透析中运动训练对透析充分性的影响进行了研究，吴学敏等还开展了不同负荷跑对肾功能影响的动物实验。近十年来，有关肾脏康复的研究还在不断增多，冷成香等开展了透析间期居家运动对透析患者的机体功能、生活质量影响的研究，骆素平等对腹膜透析患者开展综合康复治疗，其他护理团队也进行了很多透析患者康复护理相关的研究。这些研究均提示运动康复可以改善CKD患者的营养状态、缓解抑郁状态、提高睡眠质量、降低静息心率、增加生理活动能力等。马迎春等依托中国康复研究中心在康复医学方面的资源平台和优势，对CKD不同分期患者进行了焦虑、抑郁、认知功能状况及生活质量的评估，以及维持性血液透析MHD患者的运动康复治疗，结果显示CKD患者存在不同程度的功能残疾，终末期肾脏病（ESRD）患者相对于非透析CKD患者，焦虑、抑郁、认知功能障碍和生活质量评分的下降更为显著。不论是透析间期的有氧运动，还是透析中的抗阻运动以及透析中卧位体操，运动康复可以改善MHD患者的血压、营养状态，提高生理功能和生活质量评分等。目前国内运动康复的研究尚处于初期阶段，研究样本少，缺少高质量的随机对照研究，相对于国外发达国家，对肾脏康复的关注度不够。更重要的是，临床调查发现，大部分的肾脏科医生对患者的运动康复建议仍不足，缺乏专门的肾脏康复学术机构为临床医生提供更多建议和指南性意见的指导。

随着我国医疗政策的不断改革，医疗保险覆盖面的加大，人民生活水平的提高，众多的CKD患者在治疗原发疾病的同时，渴望能够及早回归家庭和社会，对生活质量提出了更高的要求，这对于包括CKD在内的多种慢性疾病的康复治疗及管理模式提出了更高的要求。我国CKD患者人口众多，功能障碍种类不一，决定了患者康复的工作量大、任务重，未来中国CKD患者的康复实施仍面临多种挑战。因此，康复治疗应该成为CKD综合管理的重要组成部分。

第三节　肾脏康复的目的

CKD患者随着GFR的下降，将出现血清毒素水平升高，离子代谢紊乱，及心血管、呼吸、血液、神经、消化道、内分泌及皮肤等系统的并发症，同时出现不同程度的功能障碍，主要表现为抑郁、焦虑、认知功能障碍和健康相关生活质量下降，导致患者不良的临床预后，最终影响患者的工作、学习和生活，给患者家庭和社会带来经济、生活上的巨大负担。 解决CKD患者功能障碍的主要策略就是实施肾脏康复，即集临床医学治疗、 患者教育、健康咨询、饮食管理及运动训练于一体的综合治疗项目，目的是使CKD患者达到最佳的职业潜能、功能状态及生活质量。运动康复可以增加CKD患者的心肺耐力，提高生理功能，改善血压、血糖、血脂代谢，促进肌肉蛋白合成等，对CKD患者产生有利的影响；而心理康复则可以缓解CKD患者的焦虑、抑郁状态，从而改善 CKD患者心理功能障碍，最大程度使 CKD 患者更好地回归家庭和社会。

一、鼓励与咨询

维持性血液透析患者（MHD）生活质量和生存预后研究显示，多数透析患者不愿意参与运动，主要原因是缺乏运动动机，对运动没有兴趣，害怕运动相关的并发症，比如跌倒所致的骨关节、肌肉损伤及心血管意外等。因此，对透析患者进行鼓励和教育，激发透析患者的运动动机十分重要。CKD患者接受健康教育，包括合并症管理、并发症预防及肾脏替代方式的选择，可以影响透析血管通路的选择、延缓CKD患者发展至需要透析的时间。同时，通过为CKD患者提供教育和咨询，可增加患者对CKD相关知识的认知水平，改善患者的心理状态及自身行为，包括饮食、生活习惯及治疗依从性，从而延缓病程的进展。

二、运动康复

康复干预的第一步是确定运动处方。运动康复是CKD患者康复治疗的主要实施方式，包括有氧运动、抗阻力运动和灵活性训练。有氧运动指人体在氧气充分供应的情况下进行的运动训练，通常指达到50%～70%最大摄氧量的运动训练，其特点为强度低、有节奏、持续时间长，包括跑步、骑车、健身操及广场舞等，有氧运动训练应以循序渐进的方式进行，每周3～5次，每次至少30 min的中等强度运动。抗阻力运动为肌肉在克服外来阻力时进行的主动运动，包括抵抗患者自身重力的运动：仰卧起坐、俯卧撑、引体向上等；以及抵抗外界阻力的运动：推举杠铃、哑铃，使用拉力器等。主要用于恢复和提升肌力，广泛用于CKD患者由营养不良、不运动状态导致的肌肉无力或萎缩。灵活性训练指关节活动度的肌肉牵拉训练，主要是通过练习太极拳、瑜伽等方式，改善CKD患者日常生活能力，增加患者运动的灵活性，降低患者跌倒的风险，防止骨骼、肌肉损伤。运动康复训练有利于CKD患者提高心肺耐力、增加肌肉的力量；改善患者机体代谢状态、降低心血管疾病风险；调整患者心理、情绪状态，提高生活质量评分；改善患者的机体平衡、灵活度以及功能性活动能力，降低患者跌倒、住院和死亡的风险。运动训练应该成为MHD患者综合管理的一部分，特别是对合并心血管疾病的CKD患者，透析工作者应该建议和鼓励MHD患者增加日常生理运动。2017年美国肾脏病杂志发布了CKD患者的运动处方，包括：运动频率（frequency）、运动强度（intensity）、运动模式（type）、运动时间（time），即FITT。推荐CKD患者的运动强度为中等强度（主观疲劳感觉评分12～16分，即患者在运动的时候稍感劳累，但又不精疲力竭的状态）；运动的模式包括有氧运动、抗阻力运动和灵活性训练；运动时间、频率：每次30～60 min，3～5次/周，既往不运动或仅仅偶尔运动的 MHD患者，可以在家附近运动，以散步为主，根据患者年龄、基础病、合并症状况，推荐每日步数在3 000～8 000步。

三、就业及评估

对于CKD患者，保持工作状态除了能提供经济保障外，对提高患者的自信心、独立意识、成就感及价值感均可产生积极的影响。CKD患者需要在医护人员指导下，积极治疗相关并发症，同时根据自身状况调整工作岗位及时间，尽量保持工作状态。医护人员需要定期评估CKD患者的康复治疗参与度、功能障碍改善状况，适时调整康复策略，增加患者康复治疗的信心。

第四节　肾脏康复团队的组成

团队，是一种为了实现某一目标而由相互协作的个体组成的群体，他们以各自独特的方式在所处的环境中共同努力完成预先设定的目标。肾脏康复需要多学科协作，因此CKD患者需要不同专业、不同专科的医护人员共同管理。肾脏康复管理团队，是由肾内科专科医生、康复治疗师、心理医生、专科护士、营养师、药剂师和其他辅助人员等组成，肾内科专科医生是管理团队中的核心。我国临床医护工作者正逐渐转变理念，认识肾脏康复的实质，学习核心技术，并逐渐用于临床实践。从事肾脏康复工作的团队成员，必须熟悉肾脏疾病临床诊治，并经过培训机构的规范培训，获得合格证书，才能从事相应工作，确保工作安全和有效。在开展肾脏康复工作的过程中，组建康复团队是确保工作质量的基础。

运动康复对于老年慢性肾脏病患者有多方面益处，有氧运动训练应采取渐进的方式，在运动处方实施过程中，护理人员的指导、监督和管理尤为重要。老年患者行动迟缓，平衡功能减低，在运动过程中要做好防护，减少摔倒风险，老年患者缺失主观症状的理解力，并发心力衰竭、肺部感染等症状，开始阶段往往不易发觉，要注意患者运动前后精神状态及生命体征。在每天运动训练完成之后，家属及护理人员需要密切关注患者的身体情况，根据患者运动后的自我感觉及功能改善状况酌情调整运动处方。对于腹膜透析患者，应该在干腹或接近干腹的情况下进行，同时注意导管出口护理，避免感染的风险。对于血液透析患者，在透析中的运动前后及运动中应注意监测血压、脉搏，当血压过高或过低、严重的电解质紊乱、心力衰竭要避免运动，同时要注意逐渐增强、循序渐进地开始运动。而非透析日的运动同样需要监测心率、血压，合并糖尿病患者要注意监测血糖，如有不适仍要避免运动。护理人员对慢性肾脏病患者运动康复指导、监督和管理可有效提高患者运动康复的依从性和有效性，因此，医护人员的有效监督、积极鼓励十分必要。

一、肾内科专科医生

具有医生资格证书，能独立进行肾脏疾病临床诊治工作，有肾脏康复经验至少1年，熟练掌握肾脏康复流程，具有急危重症抢救经验，具有一定的组织协调能力和科研能力。以制订康复计划为核心。负责患者风险评估，围绕五大处方（①药物处方；②运动处方；③营养处方；④精神心理处方；⑤限烟酒处方）组织团队成员制订康复计划，特别是对药物处方的持续优化管理，定期评估各项临床指标。负责康复期间患者的救治，患者病情变化时的及时评估和康复指导，以及康复团队的管理。

二、康复治疗师

康复治疗或运动康复医学专业，至少有2年工作经验。康复治疗师主要包括：物理治疗师、作业治疗师、言语治疗师，此外还有假肢与矫形技师。康复治疗师需掌握肾脏康复治疗核心技能，熟练掌握运动风险评估、运动功能评估、运动处方制订、各项运动治疗技能、运动指导咨询等。康复治疗师工作以运动处方管理和执行为核心。根据肾内科专科医生及团队制订的计划，参与运动功能评估和运动处方制订，指导和实施运动处方，在执行过程中，为团队调整康复方案提供数据，参与病例查房和讨论。

三、心理医生

以心理评估和心理干预为核心。有条件最好配备精神卫生科医生，或者有相应资质的心血管医生兼职，实现双心康复。心理医生对心肺康复患者制订心理干预计划，由心理治疗师进行心理量表评估，必要时进行心理干预。常规心理咨询和管理可以由心肺康复医生、护士、康复治疗师执行。心理治疗师应定期考核，对复杂病例进行咨询治疗，并定期参与患者教育，定期参与病例查房和讨论。CKD患者特别是透析替代治疗患者往往焦虑、抑郁认知功能障碍等多种心理障碍并存，且相互影响，导致CKD患者的临床康复预后不良。透析患者在不做肾移植的情况下，必须要进行固定的透析治疗直至死亡，由于病程长、病情重，加上社会因素、经济因素、个人因素等多方面的影响，这种沉重的精神压力难以估测。同时随着年龄的增长，老年患者可能合并认知功能障碍、智力及情绪、人格的改变，亦进一步导致老年CKD患者出现一系列生理和心理上的退行性变化。且由于临床医生和CKD患者对患者心理障碍认识不足，导致目前只有少数患者的心理障碍能够明确诊断和及时治疗。因此医护人员应关注肾脏透析治疗患者的心理康复。

四、专科护士

需持有肾科领域专科护士证，并至少有3年肾脏康复护理经验，有丰富的理论知识和临床经验。专科护士评定患者的一般情况：神志、生命体征、皮肤情况、日常生活活动能力评估表、跌倒/坠床风险、营养状况、尿量、体重等。对于老年透析患者要评定血液透析通路、腹膜透析管路及其他引流管路留置与维护情况；老年患者往往并发基础疾病、认知功能障碍，视觉、听觉障碍，动作迟缓等，需要耐心仔细了解患者长期服用药物情况，包括降压药物、降糖药物，大声、清晰、慢速地说话非常重要，不可随意停药或频繁改变治疗方案，以及注意相关使用药物的并发症和不良反应，定期复查。专科护士除负责肾脏专科护理工作外，还需要负责肾脏病患者的教育和社区护士培训工作：①对患者及其家属进行康复卫生知识和教育。②进行医学社会工作、作为患者与其家属之间、患者与其工作单位之间、患者与其社区之间的桥梁，反映患者的情绪、困难和要求。③对社区和基层肾脏康复专科护理给予培训与指导。

五、营养师

以营养管理为核心，可以兼职。对患者营养等进行个体化指导，特别针对血脂、血糖、尿酸、心功能异常的患者制订营养处方和专业饮食指导，对进食方式、种类进行指导。对于透析前CKD患者，饮食营养干预的主要目的，在于减少含氮代谢产物的积蓄、延缓肾脏病进展，同时防止发生营养不良。营养治疗的关键在于适量的蛋白质和足够的能量。CKD患者注意限钠（盐），每日饮食中烹调盐限制在2～3 g或者酱油10～20 mL，忌用腌制加工食物。注意减少脂肪的摄入量或行少油饮食、低磷及低嘌呤饮食，并注意监测电解质，特别是血钾水平，根据患者血钾水平，进行相应的饮食调节。

六、药剂师

其工作内容以指导患者合理服用药物为核心，定期参与病例讨论。

CKD是一个全球关注的公共卫生问题，疾病的发展和预后不仅是心身功能的恢复，也要综合考虑到健康状态、个人因素、环境因素、活动等，需要分别做好对策。CKD患者进入终末期的常规治疗包括透析治疗是以延长生命为主要目的，而康复的主要目的是生活质量的改善，二者结合有助于患者健康，因此，肾脏康复是同时改善生活质量和延长寿命的必要措施，成功的肾脏康复策略能让广大的CKD患者回归美好生活和社会，持续提高CKD患者的生活质量。

第五节　肾脏康复的方法选择

肾脏康复的方法大概有如下几种。

1.营养康复

据统计，营养不良在CKD患者尤其是透析患者中患病率和发病率日渐增加，导致CKD并发症发生率增加，躯体功能及生活质量下降及死亡风险增加，加重家庭及社会负担，与其不良预后密切相关，是肾内科医生面临的严峻的临床问题。

2.运动康复

运动康复护理的普及，使肾病患者在心肺功能的恢复上有了较大进步。每位患者可在经过康复医学中心评估后，进行透析过程中的运动康复，由被动运动到主动运动，由低强度运动到中等强度运动等。

3.药物康复

CKD患者大多数合并高血压、糖尿病等疾病，需要长期服用各种药物控制疾病，药物康复也是肾脏康复的重要一环，并且需要医护团队长期进行健康宣教和评估患者的用药情况。

4.心理康复

肾脏病是一种常见的而且危害较为严重的疾病，其类型较为复杂，病情容易反复发作，甚至出现久治不愈的情况。最终引发患者的肾功能的衰竭，导致患者身体多系统的并发症，例如心脏病、皮肤病甚至是骨髓造血功能的减弱，对于患者自身的身心造成很大的影响，严重影响患者的正常生活。及时评估及干预能有效控制患者的心理问题的发生、发展。

（曾英）

第三篇

肾脏康复管理

第一章
饮食疗法

第一节　饮食疗法的循证依据

一、能量

（一）能量的来源

新陈代谢是生命活动的基本特征。生命活动如心脏搏动、肌肉收缩、肠蠕动、体温的维持、细胞的不断更新等新陈代谢活动均需要能量参与。人体的新陈代谢包括物质代谢与气体代谢，物质代谢过程中伴有能量释放、转移和利用，组成了整个能量代谢过程，也是生命活动的最基本要素。

人体活动是不断从外界摄取食物，摄取人体必需的三大产能营养素，经消化道消化、吸收、入血，合成能量，一部分供生命活动需要，另一部分储存在肝脏、脂肪组织中以备供用的过程。

衡量能量大小的单位为焦耳（J）或千卡（kcal），1 kcal等于1 kg纯水从15℃升高到16℃所吸收的能量，即每升纯水升高1℃所吸收的能量。

1 J相当于1牛顿（N）的力使1kg物体移动1m距离所消耗的能量，营养学常用千焦（kJ）或兆焦（MJ）作为能量单位，换算关系为：1 kcal=4.084 kJ，1 MJ=239 kcal。

人体中产能营养素有碳水化合物、蛋白质及脂肪三大营养素。1g碳水化合物、蛋白质和脂肪在人体内氧化分解代谢产生的能量分别为17.15 kJ（4.10 kcal）、23.64 kJ（5.65 kcal）和39.54 kJ（9.45 kcal）。然而，食物中的营养素在人体消化道并非100%的被吸收，往往进食时，食物中碳水化合物、脂肪及蛋白质同时进入体内，这种混合膳食中碳水化合物的吸收率为98%、脂肪为95%、蛋白质为92%，故此，三种产能营养素在人体内氧化分解实际产生的能量为：

1 g碳水化合物　17.15 kJ×98%=16.8 kJ（4.0 kcal）

1 g脂肪　39.54 kJ×95%=37.56 kJ（9.0 kcal）

1 g蛋白质　18.2 kJ×92%=16.7 kJ（4.0 kcal）

此外，酒精（乙醇）也能在体内产生能量，1 g纯酒精分解产生29.29 kJ（7 kcal）的能量。

（二）能量的消耗

人体能量的消耗主要与基础代谢率、体力活动能量消耗及食物特殊动力作用三方面相关，对生长发育期的婴幼儿、儿童、青少年尚需额外补充能量以补充生长发育需要，对孕产妇需要额外补充满足胎儿生长发育及哺乳的能量。

1.基础代谢率

基础代谢是维持生命活动的最低能量消耗。即人体在清醒安静、卧床、空腹（进食后12～14 h）、思想放松、室温（18～25℃）时维持心跳、呼吸、体温、腺体分泌活动、肌肉紧张等生理活动所消耗的能量。基础代谢率（BMR）是指单位时间内人体每平方米体表面积所消耗的基础代谢能量，表示单位用kJ/（$m^2 \cdot h$），或kcal/（$m^2 \cdot h$）。影响BMR的因素主要有以下四方面。

（1）年龄：婴幼儿、青春期BMR高，成年后，随着年龄增长，其体内体脂成分增加，而去脂体重或者组织代谢活动减少，BMR也逐渐降低。

（2）性别：同一年龄、同一体表面积的男性由于激素不同、体内的脂肪组织少于女性，其BMR高于女性。

（3）体型和机体构成：由于体内去脂体重或称为瘦体重越高，BMR也越高，由此一般情况下瘦高体型者BMR高于矮胖者。

（4）内分泌：甲状腺激素分泌增加，BMR随之增加，甲状腺激素分泌减少，BMR随之减低。

另外，诸如环境温度、应激状态、种族、神经紧张度、营养状态及疾病等均会影响BMR。

20世纪80年代WHO提出以静息代谢率（RMR）代替BMR。即要求全身处于休息状态，进食后3～4 h测量此状态下机体所消耗的能量，这种状态比较接近人们正常生活中处于休息的状态。RMR一般占总能量消耗的60%～75%。

2.体力活动能量消耗

体力活动能量消耗又称运动生热效应（TEE）。人们每天从事各种体力活动，如走路、做家务、机动车驾驶、电工操作、体育运动、装卸物品等，这些活动的强度、持续时间、动作的熟练程度都影响能量的消耗。体力活动又分为职业活动、社会活动、家务活动和休闲活动，其中职业活动消耗的能量差别最大。

通常各种体力活动消耗的能量占人体所需要能量的15%～30%。影响体力活动能量消耗的因素主要有：肌肉越发达者活动消耗越多；劳动强度越大、持续越久，消耗越多。

WHO将职业劳动强度分为三个等级，估算不同等级劳动强度的综合能量指数，分为轻、中、重劳动强度及体力活动水平（PAL）。具体见表3-1-1。

表 3-1-1　成人活动水平分级建议及 PAL

活动水平	职业工作时间分配	工作内容举例	PAL 男	PAL 女
轻	75%时间坐或站立	办公室工作、修理电器钟表、讲课、售货员、酒店服务员、化学实验操作	1.55	1.56
轻	25%时间站立活动	办公室工作、修理电器钟表、讲课、售货员、酒店服务员、化学实验操作	1.55	1.56
中	25%时间坐或站立	学生日常活动、机动车驾驶、电工安装、车床操作、金工切割等	1.78	1.64
中	75%时间站立活动	学生日常活动、机动车驾驶、电工安装、车床操作、金工切割等	1.78	1.64
重	40%时间坐或站立	非机械化农业劳动、炼钢、舞蹈、体育运动、装卸、采矿等	2.10	1.82
重	60%时间站立活动	非机械化农业劳动、炼钢、舞蹈、体育运动、装卸、采矿等	2.10	1.82

3.食物特殊动力作用

由进食引起额外能量消耗的现象称为食物特殊动力作用（SDA），又称食物的热效应（TEF）。

人体在进食过程中，会对食物中营养素的消化、吸收、代谢和转化，这些过程均需要热能的消耗，SDA引起的能量额外消耗为627.6 kJ（150 kcal）～836.8 kJ（200 kcal），相当于总能量的10%。

4.生长发育

婴幼儿、儿童、青少年发育期形成新的组织需要额外增加能量，妊娠期、哺乳期需要的能量均增加。每增加1 kg体重需要的能量因个体不同而异，一般在4.9～8.2 kcal/g。

（三）能量的供应

1.能量需要量

1985年WHO对能量需要量进行了定义：能长期保持良好的健康状态，具有良好的体型、机体构成和活动水平的个体达到能量平衡，并能胜任必要的经济和社会活动所需要的能量摄入量。

由于BMR占总能量的60%～70%，它是估算成人能量需要量的基础。目前世界多采用"要因加算法"估算能量需要，即成人能量需要量

=BMR×PAL；儿童、孕妇、哺乳期女性等特殊人群还需增加其额外需要的能量。

2.能量平衡

正常体重成人体内代谢的最佳状态是达到摄入的能量与消耗的能量相等，能量平衡是保持健康和胜任生活、工作的保障。能量代谢失去平衡，如能量长期摄入不足或消耗过多，则出现消瘦，影响细胞的代谢与更新，影响儿童生长发育，而能量摄入过多或消耗过少，则出现肥胖，患糖尿病、心血管疾病的风险增加。

衡量能量营养状态常用的指标是体重指数（BMI），BMI=体重（kg）/身高（m）^{2}，WHO建议BMI＜18.5 kg/m^{2}为消瘦（营养不良），18.5 kg/m^2≤BMI≤23.9 kg/m^{2}为正常；24 kg/m^2≤BMI≤27.9 kg/m^{2}为超重；BMI≥28 kg/m^{2}为肥胖。

二、碳水化合物

（一）碳水化合物的概念

碳水化合物也称为糖类，是由碳、氢、氧组成的一类营养素，碳水化合物是人类能量的主要来源，人类膳食40%～80%的能量来源于碳水化合物，随着营养学研究的不断深入，对碳水化合物功能的认识已经从"提供能量"扩展到调节血糖、降血脂、改善肠道菌群等多种功能。

营养学将碳水化合物分为单糖、双糖、寡糖和多糖四类。

1.单糖

单糖含有3～7个碳原子，不能水解为更简单的糖。食物中的单糖主要有葡萄糖、果糖和半乳糖。①葡萄糖：它是构成食物中各种糖类的最基本单位，淀粉完全由葡萄糖构成，而蔗糖则由葡萄糖与其他糖化合而成。②果糖：主要存在于蜂蜜和水果中，人工制作的玉米糖浆富含果糖，占40%～90%，它是饮料、果糖蜜饯、果酱的重要原料。一些食材如蒲公英、牛蒡草、菊苣等含有较多的由果糖聚合的多糖——菊粉，它有助于通便。果糖的甜度是蔗糖的1.2～1.5倍。果糖易被人体吸收，但比葡萄糖吸收得慢，而且不依赖胰岛素分泌，对血糖影响小，可用于葡萄糖代谢异常或肝功能不全的患者补充部分能量。果糖被吸收后，一部分经过肝脏转变为葡萄糖能被人体利用，另一部分转化为肝糖原、乳酸和脂肪。③半乳糖：它是哺乳动物乳汁中乳糖的构成成分。

2.双糖

双糖是由2个分子单糖缩合而成。天然食物中存在的双糖主要有：蔗糖、乳糖和麦芽糖。①蔗糖：它是由1分子蔗糖和1分子果糖链接构成。甘蔗、甜菜和蜂蜜中含量较多。日常食用的白糖即蔗糖，它是由甘蔗或甜菜加工提取获得的产品。②麦芽糖：它是由2分子葡萄糖链接组成。淀粉中加入酶在一定温度下可分解产生大量的麦芽糖。制糖、制酒工业中常利用在淀粉中加入酶的原理制酒。③乳糖：它是由葡萄糖和半乳糖链接组成，乳糖只存在于各种哺乳动物的乳汁中，浓度约为5%，人体消化酶中的乳糖酶可将乳糖分解为相应的单糖。④海藻糖：由2分子葡萄糖链接组成，在可食用蘑菇中含量较多。

3.寡糖

寡糖又称为低聚糖。目前几种重要的寡糖有棉籽糖、水苏糖、异麦芽低聚糖、低聚果糖、大豆低聚糖，其甜度只是蔗糖的30%～60%。①低聚果糖：它主要存在于蔬菜、水果中，如洋葱、大蒜、香蕉等。低聚果糖难以被人体消化吸收，是一种可溶性膳食纤维，但它能被肠道中的益生菌——双歧杆菌利用，促进双歧杆菌的增殖。②大豆低聚糖：主要成分是水苏糖、棉籽糖和蔗糖，存在于大豆中，具有促进双歧杆菌增殖的作用，它能部分代替蔗糖应用于酸奶、乳酸饮料、冰激凌、面包等食品中。

4.多糖

由10个以上单糖组成的大分子聚合物称为多糖。具有重要作用的多糖有淀粉、糖原及非淀粉多糖。①淀粉：它是人类的主要食物，存在于谷类、根茎类及杂豆类食材中。淀粉是人类碳水化合物的主要食物来源，也是最廉价、易获取的能量营养素。淀粉由葡萄糖聚合而成，由于聚合方式不同分为直链淀粉和支链淀粉。直链淀粉在热水中可以溶解，遇碘产生蓝色反应，天然食物所含的淀粉中，直链淀粉仅占19%～35%；支链淀粉难溶于水，遇碘产生棕色反应，在食物淀粉中，一般占65%～81%。②糖原：肝脏和肌肉是合成与储存糖原的器官。肝脏储存糖原以维持合适的血糖，而肌糖原则上可提供肌肉运动时需要的能量，尤其是在高强度和持久运动时所需的能量供给。③非淀粉多糖：又称为膳食纤维。由植物细胞壁组成，它不能被人体消化吸收，但它有重要的生理功能。根据其可溶性不同，分为可溶性膳食纤维和不溶性膳食纤维。

（二）碳水化合物对人体的作用

碳水化合物是生命细胞构成的成分，也是新陈代谢的主要能量来源，且具有调节细胞代谢活动的重要功能。

1.供给和储备能量

1g碳水化合物可提供16.7 kJ（4.0 kcal）能量，它是人体能量的主要来源。维持人体健康所需的能量中的50%～60%由碳水化合物提供。糖原是肌肉和肝脏储存碳水化合物的形式，肝脏储存人体内33%的糖原，当人体血糖低时，肝糖原分解为葡萄糖进入血液循环，维持适宜的血糖水平，保证人体尤其是红细胞、大脑神经组织代谢活动的能量需要；而肌糖原只提供自身活动的需要。碳水化合物在人体内释放能量快、产能快，对维持神经系统和心脏的正常供能、增强耐力、提高工作效率有益。

2.构成组织和重要生命物质

碳水化合物是构成机体组织的重要物质，也参与细胞新陈代谢活动，主要以糖脂、糖蛋白和蛋白多糖的形式存在。如细胞遗传物质——脱氧核糖核酸（DNA）和核糖核酸（RNA）具有核糖分子；另外，如抗体、酶和激素，也含有碳水化合物。

3.抗生酮作用

正常情况下，脂肪分解为脂肪酸，脂肪酸再分解产生的乙酰基与草酰乙酸结合进入三羧酸循环，最终被分解为CO_2和H_2O，当膳食中碳水化合物供应不足或不能被利用时，人体分解脂肪来产生人体所需的能量，则脂肪分解使乙酰乙酸增加，而草酰乙酸缺乏，导致脂肪酸不能彻底氧化而产生的酮体，酮体不能被及时氧化在体内蓄积，产生酮血症和酮尿症，对人体造成伤害。膳食中供给足够的碳水化合物可以防止以上现象的发生，因而具有抗生酮作用。

4.节约蛋白质作用

人体新陈代谢活动需要能量，当主要供能营养素碳水化合物不足时，机体通过糖异生途径分解蛋白质产生葡萄糖供应能量，如果碳水化合物供应充足，就可以预防人体内蛋白质分解消耗，具有节约蛋白质作用。每日碳水化合物摄入量为100～150 g较适宜。

5.解毒作用

碳水化合物是体内重要的结合解毒剂。它的代谢产物之一葡糖醛酸，能在肝脏中与许多有害物质如细菌毒素、酒精、砷等结合，消除或减轻这些物质的毒性，起到了解毒的作用。

6.增强肠道功能

非淀粉类碳水化合物如纤维素和果胶、抗性淀粉、功能性低聚糖等不易被消化的碳水化合物，能刺激肠蠕动，增加结肠内物质的发酵，产生的短链脂肪酸能促进肠道益生菌增殖，稀释肠道毒素的浓度，减少结肠毒素的吸收，促进排便，有助于减肥、降低血糖血脂，可以降低结肠癌的发生风险。

三、蛋白质

（一）蛋白质的概念

蛋白质是一种复杂的有机化合物，旧称为"朊（ruǎn）"，是构成人体组织器官的支架和主要物质，在生命活动中，起着重要作用，可以说没有蛋白质就没有生命。氨基酸是组成蛋白质的基本单位，氨基酸通过脱水缩合连成肽链。蛋白质是由一条或多条多肽链组成的生物大分子，每一条多肽链有二十至数百个氨基酸残基（–R）不等；各种氨基酸残基按一定的顺序排列。蛋白质的氨基酸序列由对应基因编码。除了遗传密码所编码的20种基本氨基酸，在蛋白质中，某些氨基酸残基还可以被翻译后修饰而发生化学结构的变化，从而对蛋白质进行激活或调控。多个蛋白质可以结合在一起形成稳定的蛋白质复合物，折叠或螺旋构成一定的空间结构，从而发挥某一特定功能。蛋白质的不同在于其氨基酸的种类、数目、排列顺序和肽链空间结构的不同。

食入的蛋白质在体内经过消化被水解成氨基酸被吸收后，重新合成人体所需蛋白质，同时新的蛋白质又在不断代谢与分解，时刻处于动态平衡中。因此，食物蛋白质的质和量、各种氨基酸的比例，关系到人体蛋白质合成的量，尤其是青少年的生长发育、孕产妇的优生优育、老年人的健康长寿，都与膳食中蛋白质的量有着密切的关系。蛋白质又分为完全蛋白质和不完全蛋白质。富含必需氨基酸，品质优良的蛋白质统称完全蛋白质，如奶、蛋、鱼、肉类等所含的蛋白质即属于完全蛋白质，植物中的大豆亦含有完全蛋白质。必需氨基酸缺乏或者含量很少的蛋白质称不完全蛋白质，如谷、麦类、玉米所含的蛋白质和动物皮、骨中的明胶等。

（二）蛋白质对人体的作用

蛋白质是人体必需的营养素，从自然界动物、植物组织中获取的蛋白质，其元素组成有：碳、氢、氧、氮、硫，有些蛋白质还含有磷、铁、锌、碘等，蛋白质是人体氮的唯一来源，碳水化合物和脂肪不能替代。大多数蛋白质的含氮量接近，平均为16%，相当于每6.25 g蛋白质含1 g氮。人体蛋白质处于动态平衡中，以达到组织始终处于不断更新及修复状态的目的，肠道与骨髓内蛋白质更新速度最快，通常，人体每天约更新3%的蛋白质。

1.构成人体组织成分

蛋白质是构成人体组织、器官的重要成分，人体组织中如肌肉、心脏、肝脏、肾脏含有丰富的蛋白质，骨骼、牙齿、指甲、毛发等也含有较多的蛋白质，除水分外，蛋白质占细胞内其余物质的80%，从细胞膜到细胞内各种结构均含有蛋白质。

2.构成人体内新陈代谢重要物质

酶是蛋白质的表现形式，它在体内促进许多物质的合成与分解；许多激素也是少不了蛋白质，如甲状腺激素、肾上腺激素、性激素等含有丰富的蛋白质，它们对于调节生理过程、维持体内环境稳定必不可少；人体内抗体的形成不可缺少蛋白质，抗体对抵御外来微生物的侵害发挥着重要的作用；细胞膜和血液中蛋白质承担着各类物质运输及交换的任务，血液的凝固、防止出血需要凝血酶的参与；体液渗透压及酸碱平衡的维持、视觉形成、听觉形成、人体运动、心脏的搏动等均需要蛋白质的参与。由此，蛋白质是生命的物质基础，是生命的存在形式。

3.供给能量

当碳水化合物供给不足或人体需要能量增加时，蛋白质可以分解释放出能量供人体需要，1g蛋白质在人体内分解产生16.7 kJ（4.0 kcal）的能量。

（三）蛋白质的来源

蛋白质的来源可分为动物蛋白和植物蛋白两大类。

1.动物蛋白

动物蛋白包括畜肉类、禽肉类、水产类、蛋类、奶及其制品类。

（1）畜肉类：如猪、牛、羊等的新鲜肌肉含有蛋白质为15%～22%，畜肉中还含有较多的磷、硫、钾等，钙的含量不高，但人体对其的吸收利用率很高；畜肉的脂肪以饱和脂肪酸为主，胆固醇在畜类瘦肉中含量较低，每100 g含有胆固醇70 mg左右。

（2）禽肉类：如鸡、鸭、鹅、鹌鹑、鸽等的新鲜肌肉含有蛋白质16%～20%，禽肉类脂肪含有较多的亚油酸，熔点低，易于消化。

（3）水产类中鱼类蛋白质含量平均为18%，脂肪含量平均为5%，鱼类脂肪多由不饱和脂肪构成，达60%，熔点低，通常呈液态，消化率为95%左右。

（4）蛋类：包括鸡蛋、鸭蛋、鹅蛋、鹌鹑蛋、鸽蛋等，其蛋白质含量为12%左右，蛋类蛋白质氨基酸组成与人体需要的氨基酸最接近，最易被人体吸收，生物效价最高达94%，是其他食物所含蛋白质的1.4倍左右。蛋黄中的胆固醇含量高，同时蛋黄中含有磷脂、甜菜碱，具有降低血脂和预防动脉粥样硬化的作用。

（5）奶及其制品：包括牛奶、羊奶、酸奶、奶粉等。牛奶的蛋白质含量约为3%。

2.植物蛋白

谷类含蛋白质8%～10%，大豆含蛋白质36%～40%，大豆蛋白质氨基酸组成比较合理，易被人体吸收，是植物蛋白中非常好的蛋白质来源。

四、膳食纤维

（一）膳食纤维的概念

1.定义

一类含有纤维素、β–葡聚糖、果胶等物质，不能被人体消化、吸收的碳水化合物。

2.分类

目前认为难以被小肠消化分解的多糖成分有：非淀粉多糖，包括纤维素、半纤维素；亲水胶体物质，如树胶和海藻多糖等；抗性淀粉、糖醇、低聚糖、木质素、氨基多糖，也称甲壳素。根据膳食纤维能否溶于水，将它分为可溶性膳食纤维和不溶性膳食纤维。

（1）可溶性膳食纤维：常存在于植物细胞组织中，它既可以溶解于水，又可吸水膨胀，并能被结肠中的细菌分解利用。①果胶：存在于水果和蔬菜中，果胶在柑橘类和苹果中含量较多。②树胶：从树木分泌液中得到的能溶于水的糖及其衍生物。阿拉伯胶、瓜尔胶均属于此类。③抗性淀粉：多指通过工业加工改造使淀粉结构发生改变得到的产物。如加工成的直链淀粉–脂质复合物，低能量淀粉、糖醇等，由此制出的食物可取得降低血糖的效果（即低血糖指数食品）。抗性淀粉类似于膳食纤维，不能被小肠酶溶解，但能被大肠的益生菌分解利用，益于益生菌的增殖，并且抗性淀粉的保水性低，能保持食品的干燥脆感。在日常食材中，全谷类食物如全麦、燕麦、玉米，杂豆类如红豆、绿豆、芸豆等也含有一定量的抗性淀粉，有助于稳定血糖、降低血脂，有帮助减肥的作用。

（2）不溶性膳食纤维：它主要包括纤维素、半纤维素和木质素。①纤维素：它是植物细胞壁的主要成分，纤维素不能被小肠消化酶分解，也不能被大肠益生菌分解，但它具有亲水性，在肠道内具有吸收水分的作用。②半纤维素：为谷类膳食纤维的主要成分，由多种糖基组成的多糖。包括戊聚糖、木聚糖、阿拉伯木糖和半乳聚糖等，半膳食纤维能被大肠内益生菌分解。谷类中如燕麦含有可溶半纤维素中的一些成分如戊聚糖、$1\sim4\beta-D-$葡聚糖溶于水，可形成黏稠液，它具有降低血糖、血脂的功效。半纤维素大部分为不可溶性多糖，具有吸水性，可以增加大便体积，促进肠蠕动，防止便秘及降低结肠癌发生的风险。

（二）膳食纤维对人体的作用

1.增加肠蠕动，利于排便，利于减少毒素和致癌物质的产生

膳食纤维中的半纤维素如$\beta-$葡聚糖，可溶性纤维素如果胶、树胶具有较强的吸水性，使得结肠内容物增加，刺激肠壁增加肠蠕动，利于排便。研究显示粪便的重量与食物纤维来源有关，食物中的非淀粉多糖和抗性淀粉是增加粪便重量的主要成分，麦麸中的不溶性膳食纤维增加粪便重量最多，蔬菜增加粪便重量次之。另外，膳食纤维中未被小肠消化的多糖部分运到大肠中被其中的细菌酵解，使大便变得松软，粪便量的增加可加速其在结肠内转运，利于排便。

膳食纤维中多糖在结肠中被细菌利用酵解产生短链脂肪酸，如乙酸、丙酸、丁酸，短链脂肪酸尤其是丁酸又使结肠细胞的能量能被利用，发酵过程使肠道pH值降至$4.8\sim5.0$，减少了毒素和致癌物的产生，另外，膳食纤维可增加粪便的体积及促进肠蠕动排便，起到了稀释肠内毒素及加快毒素排出的作用。

2.有助于降低血糖、血胆固醇

大多数可溶性膳食纤维如树胶、果胶及$4\beta-D-$葡聚糖可减少小肠对糖、脂的吸收，由此减少胰岛素的分泌，胰岛素分泌、释放减少了，肝脏合成胆固醇的能力降低。另外，膳食纤维进入肠道，加快了肠蠕动，肠道

中胆汁酸重吸收进入肝脏的数量减少，合成胆固醇的原料减少，起到了降低胆固醇的作用。

研究显示抗性淀粉对降低血糖效果明显。对2型糖尿病患者，抗性淀粉主要降低餐后血糖。用一部分富含膳食纤维的全谷类食材代替部分精加工的碳水化合物，具有降低餐后血糖、减少胰岛素的分泌，同时降低血脂的作用。

第二节 饮食营养的主要内容

一、慢性肾脏病饮食管理概述

随着肾功能不全的进展，肾脏的排泄功能会逐渐减退，一些代谢废物和毒素在体内堆积，会导致水、电解质和酸碱失衡；并且由于食欲减退、微炎症状态等，患者常出现营养不良。因此饮食管理是CKD一体化治疗中的重要部分。非透析CKD患者饮食管理的目的是通过饮食结构的调整，减轻肾脏负担，延缓肾功能的进程，减轻相关并发症症状。在进入透析后，饮食管理的主要目的是补充透析丢失的营养，同时通过饮食控制改善内环境紊乱。

二、食盐摄入量限制

盐是我们生活中的必需调味品，但是摄入过多的盐会导致水钠潴留、水肿、高血压，并且多余的钠要通过肾脏排出，会增加肾脏负担，另外，因肾功能减退，患者存在盐排泄障碍。所以CKD患者是需要适当限盐的。

盐对肾、心脑血管起作用的主要是钠。正常情况下，钠主要是从肾排出。对于正常人来说，建议每人每日盐摄入量在5 g以下。那么对于CKD的患者，建议每天食盐摄入量控制在3~4 g。当尿毒症患者出现明显水肿、血压升高或心力衰竭时，应当限制钠盐，防止水潴留和血容量增加而引起心脏负担加重。但当肾小管钠重吸收功能降低或合并严重腹泻、呕吐及低血压、低血钠时，盐的摄入量就要适当增加。我们可以用量勺来精确控制每天的盐摄入，也可以使用啤酒瓶盖估算。用啤酒瓶盖舀盐，用手抹平，一瓶盖即为5～6 g盐，也就是说CKD患者每天盐的摄入量控制在半啤酒瓶盖最好。

此外，还有两点需要注意：①除了食盐外，还有很多"隐形"的盐。如酱油、鸡精、味精、豆酱等都含盐，如果食用的话需要减少食盐摄入；许多加工食品如腌制菜品、酱菜、熟食、咸鸭蛋、腊肠等均含有较多的盐，许多快餐和零食如薯片、锅巴、蜜饯、方便面、饼干、汉堡、甜饮料等也含有不少的钠，应尽量避免使用。②要谨慎使用低钠盐。低钠盐虽然含钠低，但是富含钾，对于肾脏排泄功能不佳的患者来说，可能会引起高钾血症。

这里介绍一些限盐的小窍门：①减少在外就餐次数；②尽量保留食物本身的味道（原汁蒸、炖）；③适当多放醋、少放糖：酸味可以强化咸味，甜味可以掩盖咸味，烹制菜肴时可以放点醋调味；④适当利用葱、姜、蒜的特殊味道来减少食盐摄入；⑤炒菜时不放盐，只在进餐时放少量盐；⑥勾芡（烹调时不放盐，将盐放入芡汁里）；⑦在关火后放盐，这样盐的味道停留在蔬菜的表面，咸味程度高，达到限盐的作用；⑧选择包装食品时，查看食物标签，尽量选择含钠低的；⑨尽量不要喝菜汤，盐溶于水，菜汤中含盐量高。

当然CKD患者并不是一点盐也不能吃。一些CKD患者有一个误区，认为盐吃得越少越好，有些患者甚至不吃盐。其实，如果长期过度限盐，会导致血清钠含量过低，体内缺钠会出现食欲不振、疲倦、四肢无力、心动过速、头晕、恶心、腹泻、抽搐等症状。所以，既要控制好盐的摄入，又要保证适量的口感，改善生活质量。

三、优质低蛋白饮食及其适用人群

优质蛋白是指与人体蛋白质构成相似、容易被人体消化吸收的蛋白质，它在体内代谢后能更好地被人体利用，产生的含氮废物少，对肾脏造成的负担小，因此推荐CKD患者每天摄入的优质蛋白应占总蛋白质摄入量的50%～70%。富含优质蛋白的食物主要包括瘦肉、鱼、奶、蛋和大豆（黄豆、黑豆和青豆）。相对而言其他食物所含的蛋白质营养价值略低，在体内代谢产生的含氮废物较多，称为非优质蛋白，主要包括米、面、水果、蔬菜、杂豆等中的植物蛋白，是需要限制摄入的。

　　对于肾功能正常的患者，每天蛋白摄入总量不进行严格限制，只需要保证优质蛋白的摄入即可。但是当患者出现肾功能下降时，需要在保证优质蛋白摄入量的前提下控制总蛋白摄入量，从而减少含氮废物的产生，减轻肾脏负担和相关症状。由于限制蛋白质摄入后容易出现营养不良，因此建议低蛋白饮食时联合使用复方α-酮酸。当患者开始透析后，不再限制蛋白质摄入，并且由于透析的额外丢失，甚至需要加强蛋白质摄入。我国的《慢性肾脏病蛋白营养治疗共识》对慢性肾脏病患者的蛋白质摄入给出了推荐意见。

表 3-1-2　　慢性肾脏病蛋白营养治疗共识推荐意见

类别	分期	蛋白 $[g/(kg \cdot d)]$	复方 λ-酮酸 $[g/(kg \cdot d)]$
透析前 非糖尿病肾病	CKD1～2期	0.8	/
	CKD3期 GFR<60 ml/(min·1.73 m²)	0.6	0.12
	GFR重度下降 CFR<25 ml/(min·1.73 m²)	0.4 （如患者可耐受）	0.2
透析后 糖尿病肾病	进入临床肾病期	0.8	——
	当GFR开始下降	0.6	0.12
	维持性血液透析	1.2	0.12
	维持性腹膜透析	1.2～1.3	0.12

　　需要注意是，上表中提到的每千克体重每天指的是患者的理想体重而不是实际体重，理想体重计算公式为理想体重（kg）=身高（cm）-105。其次在实施低蛋白饮食的过程中必须保证充分的能量摄入，否则很容易发生

营养不良。

　　为了指导CKD患者简单方便地控制蛋白质摄入量，我国学者制定了中国肾病食物交换份（表3-1-2）。它是根据食物的蛋白质含量分为三种，所含蛋白质量分别为0～1 g、4 g、7 g，每份食物重量和所提供能量可能不同，但是所含蛋白质的量相同。

表3-1-2　中国肾病食物交换份表

含蛋白质量	食物量		
0～1 g	油脂类 （10 g，90 kcal）	瓜果蔬菜类 （200 g，50～90 kcal）	淀粉类 （50 g，180 kcal）
4 g	坚果类 （20 g，90 kcal）	谷薯类 （50 g，180 kcal）	绿叶蔬菜类 （250 g，50 kcal）
7 g	肉蛋类 （50 g，90 kcal）	豆类 （35 g，90 kcal）	低脂奶类 （240 g，90 kcal）

　　从表中可以看出，肉蛋、低脂奶、豆类的蛋白质含量高，且其所含蛋白质是优质蛋白，每日需保证适当摄入。含非优质蛋白较多的食物包括坚果、谷薯、绿叶蔬菜类，此类食物应减少摄入。油脂、瓜果蔬菜、淀粉类食物蛋白质含量低，CKD患者可适当多食用。下面通过举例示范优质低蛋白食谱的制订：

　　一位患者处于CKD3期，身高165 cm，那么他的理想体重为165-105=60 kg，每日蛋白摄入总量应为60×0.6=36 g，其中优质蛋白占50%～70%，约为36×60%=21 g，非优质蛋白36～21=15 g。对照肾病食物交换份分配后可得出患者每日可摄入：肉蛋类100 g（含14g优质蛋白）、低脂奶类240 g（含7 g优质蛋白）、果蔬菜+绿叶蔬菜共250 g（含3 g非优质蛋白）、谷薯150 g（12 g非优质蛋白）、油脂类10 g（1 g非优质蛋白）。若患者有饥饿感或能量摄入不足，可食用麦淀粉和低蛋白大米，二者基本不含蛋白质；没有条件的患者也可多食用淀粉类食物如粉丝、粉条、藕粉等。

四、低嘌呤饮食及其适用人群

　　由于肾脏排泄尿酸功能下降，慢性肾脏病患者可出现血尿酸升高。对于这部分患者，我们建议控制嘌呤的摄入。含嘌呤较高的食物包括动物内脏、海鲜、肉汤、鲜豆、坚果、香菇、紫菜、红肉（猪、牛、羊肉）等，同时还有一些食物虽然嘌呤含量不高，但是会影响尿酸代谢，也会导致血尿酸升高，比如啤酒、蜂蜜、甜品等，也需加以限制。此外在烹调肉之前先焯水、不喝肉汤也有助于减少嘌呤摄入。

五、低磷饮食及其适用人群

慢性肾脏病–矿物质与骨异常（CKD–MBD）是由CKD导致的矿物质及骨代谢异常综合征，临床上表现为下列情况中的一种或多种：钙、磷、甲状旁腺激素、维生素D代谢异常；骨的转化、矿化、骨量、骨线性生长或骨强度异常；血管或其他软组织钙化。CKD–MBD是慢性肾病的常见并发症，会在疾病的早期就存在。血磷升高是这种综合征的关键，也与患者的死亡率相关。有研究指出，从CKD3期起，应将磷摄入量限制在600～800 mg/d，血磷每升高1 mg/dL，死亡风险会增加18%，心脑血管死亡风险增加10%，所以要避免摄入含磷高的食物。

食物中的磷，会在机体中被肠道吸收，主要经肾排泄，少部分经粪便排泄。当发生肾衰竭时，磷的排泄减少，带来磷吸收与排泄平衡的异常。可以增加血磷水平的因素主要包括肾衰竭，以及磷摄入过多，或是药物影响及细胞裂解，维生素D也可增加肠道对磷的吸收。在高磷血症的控制中，饮食是重要环节。曾有研究发现，相较于常规饮食，限制磷摄入量的患者，血磷水平会有明显下降。但麻烦的是，在日常生活中，几乎所有食物都含磷，且往往伴随在优质蛋白中，尤其在肉类、鱼、鸡蛋、奶制品等动物产品中含量较高，此外，坚果类、碳酸饮料、菌类、肉汤、酱料等含磷也较高。近年来，有许多研究推荐以食物中磷与蛋白质的比值来衡量含磷状况，磷/蛋白质的值超过12 mg/g为高磷食物，低于这个值为低磷食物。加工食品比新鲜食品含有更多的蛋白质和磷酸盐，磷与蛋白质的比值也较高，因此CKD患者要注意选择食用新鲜的未经加工的食品。为了在保证蛋白质需要的同时防止高磷血症，应尽量食用磷与蛋白质比值小于10 mg/g的食物。对于合理摄入蛋白质却仍然存在高磷的患者，可予以磷结合剂，或者用低磷蛋白粉替代部分优质蛋白食品。

含磷药物是一个容易被忽视的环节。CKD患者往往会同时患有其他慢性病，如高血压、糖尿病、高脂血症等，需要长期服用多种药物。美国食品与药品管理局批准的药物中，有34种含有磷，磷可以是药物的活性成分或是反离子，但多数是以赋形剂的形式使用。虽然赋形剂中的磷含量只是每天磷摄入中的很小部分，但其吸收率是不一样的。食物中有机磷酸盐的吸收率通常是60%，药物赋形剂中的无机磷酸盐则可能被完全吸收。

随着肾功能减退的进展，当患者出现血磷升高时，需要注意低磷饮食，建议饮食磷摄入不超过1 000 mg/d。动物内脏、海产品、乳制品、肉类及坚果类食品中含磷比较多，需注意限制摄入。但是乳制品和肉类因为富含优质蛋白，必须适当摄取，所以更重要的是限制那些营养价值不高且富含磷的食物，比如加工食品和碳酸饮料。所有的加工食品都富含磷添加剂，并且不同于天然食物中的有机磷，添加剂中的磷均为无机磷。有机磷在人体的吸收率为40%～60%，而无机磷在人体吸收率几乎为100%，对血磷水平影响极大。因此建议血磷水平高的患者不要食用薯片、汉堡、碳酸饮料、方便面、肉松等加工食品，也要少吃动物内脏、鲜豆、坚果等。

六、低钾饮食及其适用人群

临床上，CKD患者容易出现高钾血症，这是一种常见的内科急症。严重的高钾血症，可导致患者出现心搏骤停。CKD 4期、5期的患者，也就是肾衰竭、尿毒症的患者，肾的排钾功能明显下降，因此容易出现高钾血症。钾是所有生命细胞的基础物质，广泛分布于各种食物中。动物组织内钾浓度相当恒定，但脂肪含量高的组织含钾较低。虽然在食物加工过程中会添入一些钾，但总体来讲，加工过程是增加钠而减少钾。所以，含钾最丰富的食物是未加工的食物。

当血钾出现升高时或每日尿液小于1 000 ml时，需要限制钾离子摄入量。低钾膳食原则为每日钾摄入量控制在1 500～2 000 mg/d。食物中钾多集中在谷皮、果皮和瘦肉中，且易溶于水。因此，细粮、去皮水果及肥肉中钾含量低于粗粮、带皮水果和瘦肉。水果罐头及煮过的水果钾含量低于新鲜水果。钾易溶于水，所以浓菜汤、果汁、肉汁中均含有较多的钾。

以下列出几种含钾较高食物，高钾血症患者注意限制摄入：①粗粮及薯类：荞麦、玉米、红薯、芋头等。②鲜豆类：黄豆、绿豆、毛豆、扁豆、豌豆等。③菌藻类：蘑菇、香菇、银耳、黑木耳、海带、紫菜等。④鲜果类：香蕉、苹果、葡萄、西瓜、杏子、橘子等。⑤蔬菜类：菠菜、苋菜、香菜、油菜、甘蓝、茄子、番茄、芹菜、大葱、青蒜、莴苣等。⑥干果类：花生、西瓜子、葵花子、核桃等。⑦调味品：味精、豆瓣酱、酱油、咖喱粉等。

再介绍一些限钾的技巧：①蔬菜先切后洗，绿叶菜浸泡于清水中半小时以上，再放入大量开水中焯一下，之后再进行油炒或凉拌，尽量避免食用生菜。②少喝汤，尤其是菜汤或肉汤，禁用高汤或肉汁拌饭，避免"汤泡饭"。③主食尽量吃细粮，蔬菜多选择瓜类蔬菜。④避免饮用咖啡及运动饮料。⑤中草药含钾量均高，需要谨慎使用。⑥不要食用以钾代替钠的低钠盐、低钠酱油、无盐酱油等。

七、维生素与肾病

CKD患者常伴有维生素缺乏，这一方面与饮食限制有关，另一方面与疾病引起的代谢异常有关。此外，CKD患者常因促红细胞生成素的减少而并发贫血症状，非透析患者的营养治疗需要补充充足的维生素，包括维生素A、B族维生素、维生素C以及维生素K等营养素，有助于肾功能恢复，尤其是多补充能够促进红细胞合成和代谢的维生素，如叶酸、B族维生素、维生素B_{12}等。因而患者饮食上应注意选择富含维生素的食物并及时补充各种维生素。

（一）B族维生素

1.维生素B_1

我国居民膳食维生素B_1的推荐摄入量（RNI）为成年男性1.4 mg/d、成年女性1.2 mg/d，孕妇1.2～1.5 mg/d，乳母1.5 mg/d。维生素B_1在天然食物中广泛存在，动物内脏、肉类及未加工的粮谷类中含量丰富，而蛋类、乳类、水果蔬菜中含量较低。

2.维生素B$_2$

维生素B$_2$缺乏可导致缺铁性贫血，影响生长发育，孕妇妊娠期缺乏维生素B$_2$可导致胎儿骨骼畸形。维生素B$_2$溶解度小，肠道吸收有限，体内又不能大量储存，故几乎无毒性。

我国居民膳食维生素B$_2$的RNI为成年男性1.4 mg/d、成年女性1.2 mg/d，孕妇1.2～1.5 mg/d，乳母1.5 mg/d。不同食物中维生素B$_2$含量差异较大，动物性食品的含量高于植物性食品，动物肝脏、肾脏、心脏、乳汁及蛋类中含量尤为丰富。

3.烟酸

烟酸缺乏的胃肠道症状表现为食欲减退、恶心、呕吐、腹痛、腹泻等，持续严重缺乏可致神经精神症状，如急躁、抑郁、记忆力减退、失眠、嗜睡、昏睡甚至痴呆等。过量摄入烟酸的副作用主要表现为血管扩张、皮肤发红、血压骤降、眼部不适、恶心、呕吐、高尿酸血症、肝功能异常等。

我国居民膳食烟酸的RNI为成年男性13～15 mgNE/d、成年女性10～12 mgNE/d，孕妇12 mgNE/d，乳母15 mgNE/d。烟酸主要存在于植物性食物中，在动物性食物中则转化为烟酰胺。烟酸和烟酰胺在肝脏、肾脏、禽瘦肉、鱼以及坚果类中含量丰富；乳和蛋中的烟酸含量虽低，但色氨酸含量较高，在体内可转化为烟酸。

4.维生素B$_6$

维生素B$_6$缺乏往往伴有其他维生素的缺乏。人体缺乏维生素B$_6$可使皮脂分泌旺盛部位出现脂溢性皮炎，并可出现前臂和膝部色素沉着、唇口裂、口舌炎，偶见低色素小细胞性贫血等。有些人可出现神经精神症状，如易受刺激、抑郁以及神志错乱等。维生素B$_6$缺乏还可引起体液和细胞介导的免疫功能受损，出现高半胱氨酸血症和高尿酸血症。

我国居民膳食维生素B$_6$的RNI为成人1.4～1.6 mg/d，孕妇2.2 mg/d，乳母1.7 mg/d。维生素B$_6$广泛存在于各种食物中，含量高的食物为白肉类（如鸡肉和鱼肉），其次为肝脏、豆类、坚果类和蛋黄等。有些水果和蔬菜中维生素B_6含量也较多。

5.叶酸

叶酸缺乏对细胞分裂增殖、组织生长以及神经递质的合成均产生重要影响，首先影响细胞增殖速度较快的组织，如红细胞。

巨幼红细胞贫血：叶酸缺乏影响胸腺嘧啶核苷酸的合成进而影响核酸代谢，以致骨髓中幼红细胞分裂速度减慢，停留在巨幼红细胞阶段而成熟受阻，同时血红蛋白合成减少。骨髓和周围血中这种体积巨大的、核内染色质疏松的不成熟红细胞比例增大。患者表现为头晕、乏力、精神萎靡、面色苍白，并有食欲减退等消化系统症状。

膳食中叶酸用膳食叶酸当量（DFE）表示，我国居民叶酸的RNI为14岁以上人群400 μg DFE/d，孕妇600 μg DFE/d，乳母550 μg DFE/d。叶酸广泛存在于动植物食品中，其良好的食物来源有肝脏、肾脏、蛋、蚕豆、芹菜、花椰菜、莴苣、梨、柑橘和香蕉及其他坚果类。

（二）维生素 C

维生素C又称抗坏血酸，是一种水溶性维生素。患者进行维持性血液透析时血液中的水溶性维生素严重丢失，所以必须补充足够的B族维生素和维生素C。维生素C可改善肾病患者的预后。肾病患者的内皮功能受损，会引起非对称性二甲基精氨酸升高，从而导致心脑血管疾病风险增加、死亡率升高。因此，降低非对称性二甲基精氨酸水平，可改善肾病患者的预后，而这正是维生素C的作用。

为明确维生素C对CKD、高血压氧化应激和内皮功能的影响，来自英国格拉斯哥大学的Keith Gillis小组，对30例CKD患者进行了静脉输注维生素C和生理盐水交叉研究，对照组为20例高血压患者。结果发现，给予维生素C后，22例CKD患者的非对称性二甲基精氨酸水平显著降低。CKD组和高血压组的血压均有下降。维生素C可降低非对称性二甲基精氨酸和氧化应激水平，对CKD患者有重要意义。但目前来看，试验规模有限，还未完全确定使用维生素C有益的是哪些CKD患者。

维生素C可防止维生素A、维生素E、不饱和脂肪酸等的氧化，还可增强免疫功能。维生素C能促进免疫球蛋白的合成，增加T淋巴细胞的数量和活力，增强机体对疾病抵抗力。我国居民膳食维生素C的RNI为成人100 mg/d，孕妇100～115 mg/d，乳母150 mg/d。维生素C主要来源为新鲜蔬菜和水果，一般是叶菜类含量比根茎类多，酸味水果比无酸味水果含量多。维生素C含量较多的蔬菜有辣椒、油菜、菠菜、卷心菜、菜花、西蓝花、芥菜、苋菜、蒜苗、豌豆苗、苦瓜等。维生素C含量较多的水果有柑橘、柠檬、柚子、鲜枣、猕猴桃、山楂和草莓等，而苹果、梨、桃和香蕉中含量很少。某些野果中维生素C含量尤为丰富，如刺梨、沙棘和酸枣等。

（三）维生素E

维生素E的活性常用 α -生育酚当量（α -TE）表示。我国居民14岁以上人群膳食维生素E的AI为14 mg α -TE/d，乳母17 mg α -TE/d。维生素E含量丰富的食物有植物油、麦胚、坚果、豆类和谷类；肉类、鱼类等动物性食品和水果、蔬菜中含量少。非透析CKD患者可以补充 α -生育酚，男性为10 mg/d，女性为8 mg/d。

（四）维生素K

CKD心脑血管事件死亡率比健康人群高20倍，CKD患者绝大部分都有冠状动脉钙化，血液透析的患者则更为严重。其中60%～80%透析患者会发生严重的血管钙化；54%～100%的血液透析患者存在不同程度的冠状动脉钙化。

研究发现，维生素K，尤其是维生素 K_2 可通过预防骨质疏松、减少血管及肾组织钙化，从而延缓肾功能减退、延缓疾病进展，发挥对CKD患者的保护作用。维生素K依赖蛋白可以抑制血管钙化，对于CKD患者，尤其是维持性血液透析的患者，高维生素K补充可以促进预防与治疗血管钙化。

八、微量元素与肾病

经过大量的临床试验，微量元素工作者发现肾病患者体内的微量元素代谢存在着显著的异常表现，从而引起了国内外肾病学者的高度重视，并已在某些微量元素的含量变化规律上取得了一定的共识。肾病的炎症反应可使肾小球基底膜物理和化学性结构异常，产生蛋白尿、血尿。长期蛋白尿、血尿可造成患者营养不良，出现低蛋白血症和贫血。肾小球肾炎、肾病综合征及尿毒症患者体内铁、锌和铜的含量均缺乏，经分析认为因血中铁、锌和铜均与蛋白质形成不同的牢固结合，只有极少量以游离态存在，而肾小球疾病患者具有不同程度的蛋白尿，与蛋白质相结合的铁、锌和铜便随之排出，形成高铁、锌和铜尿，低蛋白血症及低铁、锌和铜血症。这种情况尤以肾病综合征表现最为显著，尿毒症相对最少。

（一）铁

慢性肾衰竭患者红细胞生成素减少、红细胞生成受到抑制而造成贫血。部分血液透析患者还因透析过程中丢失铁而导致缺铁倾向，因此有必要增加活性铁的摄入。膳食中的铁可分为血红素铁和非血红素铁。动物性食物如瘦肉、内脏、动物全血、禽类、鱼类等含有的铁大约40%为血红素铁，可直接被肠黏膜细胞摄取，故其吸收不受膳食因素的影响。而蔬菜、牛奶及奶制品中所含有的非血红素铁必须先由Fe^{3+}转化为Fe^{2+}，或与有机酸形成络合物，提高离子化程度后才可被吸收，因而其吸收易受膳食成分等因素的影响，故这类食物含铁量不高且生物利用率低。

另外食物中能够促进铁吸收的因素有：①维生素C和其他有机酸可促进非血红素铁吸收。②某些氨基酸如赖氨酸、组氨酸、胱氨酸等有利于铁的吸收，其原因可能与它们和铁螯合成小分子的可溶性单体有关。③维生素B_2有利于铁的代谢，当维生素B_2缺乏时，铁的吸收、转运与储存均受影响。④乳糖、蔗糖和葡萄糖等有利于铁的吸收。

（二）锌

慢性肾衰竭患者血锌的含量，不论年龄、性别、民族、是否原发肾病或有无透析等都出现降低。慢性肾衰竭患者常伴有阳痿和睾酮分泌减少的表现，其重要原因之一就是锌的缺乏。有学者认为肾功能不全患者血锌降低可能并不是整个机体缺乏锌，而是锌在机体内重新分布的结果。有研究观察了肾炎发生发展过程中血锌的变化，发现只有当病变严重时血锌才明显降低，且在患者情况恢复时血锌并不能随病情的改善而迅速恢复。血锌与血浆白蛋白含量水平呈显著正相关。发生肾炎时作为血锌主要载体的血浆白蛋白减少可能是血锌低下的一个重要原因。持续大量蛋白尿的丢失是肾炎严重时血清锌降低的又一重要因素，但单纯的蛋白尿的多寡还不能确切地反映出两者之间的对应关系。

肾病综合征患者尿锌的排泄与血浆中锌的含量或尿蛋白排泄之间并无相关性，有蛋白尿及正常肾功能的患者，尿锌排泄量高，而重度或晚期肾衰竭患者尿锌排泄量低或极少。肾病综合征患者中循环锌含量低情况下的高锌尿，可能是由于滤过锌的增加或肾小管重吸收减少而造成锌的排泄增多。尿毒症患者临床上常表现为血锌的减少，这类患者血锌的缺乏可能与味觉的减退、透析锌的丢失、肠吸收的减少或内源性锌丢失等有因果关系。

（三）铜

有研究观察了肾小球疾病患儿的血清和尿中铜的变化，同样发现血清中铜含量降低，同时尿铜含量升高，并证实血清中铜含量降低与血浆蛋白量呈正相关，而尿中铜含量升高与尿蛋白量呈正相关。有研究者对肾病综合征、肾小球肾炎患儿血清铜进行了测定和分析，结果表明，肾病综合征组血清铜极显著低于正常组，肾小球肾炎组血清铜与正常组无显著差异，血清铜浓度与血清白蛋白、球蛋白含量呈显著正相关。

（四）硒

肾在硒代谢的内稳定中起着重要作用。血浆中游离硒有60%经尿排泄，并从近球小管重吸收。慢性肾衰竭患者血浆硒含量显著低于正常人，可能是由于肾功能严重受损使重吸收量减少，另外血液透析也是造成硒丢失的原因之一，随透析次数增加，血硒含量呈下降趋势。

（五）铬

铬是机体维持正常的胆固醇代谢所必需的元素，国外已经注意到由于当前精制食品种类越来越多且部分患者存在偏食，造成体内铬等元素缺乏而引起各种症状。慢性肾衰竭患者食欲不振，常伴有恶心、呕吐而造成摄入食物减少，这是造成血铬降低的原因之一。

（六）碘

碘在人体内主要参加甲状腺素的合成，甲状腺素在体内促进和调节物质代谢及生长发育，可调节组织中的水盐代谢，缺乏甲状腺素可引起组织水钠潴留并发黏液性水肿；适量补充碘不仅能够有效降低以上病理状态的严重程度，同时还能促进胡萝卜素转化为维生素A，且有助于烟酸的吸收和利用。

我国居民14岁以上人群膳食碘的RNI为120 μg/d、孕妇为230 μg/d、乳母为240 μg/d。海产品含碘较丰富，海带、紫菜、蛤干、蚶干、干贝、淡菜、海参、海蜇等均是碘良好的食物来源。为改善人群碘缺乏状况，我国采取食盐加碘的防治措施，经多年实践已取得良好效果。碘盐是体内碘的重要或主要来源。

（吕文梅、袁怀红）

第二章

运动疗法

　　运动疗法又称为运动治疗，是根据疾病的特点和患者自身的功能状况，借助器械和（或）医生的徒手技术（手法操作）及患者自身的力量，利用力学原理，通过主动和被动运动使患者身体局部或整体功能得到改善、身体素质得以提高的一种治疗方法。运动疗法作为康复医学中最基本、最积极的治疗方法，已成为临床上治疗慢性疾病不可缺少的一部分。慢性肾功能不全的患者，经常是在病情发展到了尿毒症的严重期才能最终接受透析治疗，其临床症状较重，很难快速改善，并且糖耐量降低，摄氧量减少，蛋白代谢异常等，使患者体力低下，生活质量较差，心理负担巨大。如此状况并加之传统观念影响，患者往往对体育运动避而远之，因而体能的恢复期长，重新回归社会的希望也更加渺茫。其实，透析患者适当运动，可以促进血液循环，增加肌肉的强度与耐力，促进糖、脂肪、蛋白质营养物质新陈代谢，增加机体免疫与抗病能力，从而对患者机体产生积极的影响。

　　随着科学的进步与观念的更新，近年来不少学者研究发现运动治疗对于慢性肾功能不全的患者的身体功能和心理状况都会产生有益的影响，可以明显改善透析患者的生活质量，主张将其纳入患者常规治疗的一部分。

在护理过程中，根据患者实际情况对其进行运动疗法和康复指导，对患者身体的康复及日后回归社会都会起到很好的作用。

第一节 慢性肾脏病运动康复作用机制

CKD已成为继糖尿病、高血压后又一全球性公共卫生问题，由于CKD早期常仅有实验室检查异常而无临床表现，许多患者在贫血、瘙痒等CKD中晚期症状出现时才被确诊，此时治疗方案的疗效已明显下降。只有早期筛查、尽早确诊CKD并采取合适的干预措施，才能减缓肾功能的下降速度、降低终末期肾病（ESRD）患者并发症的发生率。

既往认为CKD患者因体力差和长期营养不良等原因，需限制活动，因剧烈运动可能引起交感神经兴奋，造成肾灌注不足，加重肾损害，使肾小球滤过增强、肾小管重吸收减弱，导致蛋白尿增加，因此CKD患者普遍存在活动量较少的问题。

运动疗法与一般体育活动不同，要根据患者机体的功能情况与疾病特点，选用适当的功能活动与运动方法对患者进行训练，以达到促进身心功能健康，防治疾病的目的。运动时需要骨骼、关节、肌肉的参与并互相配合。因此，运动的方式方法应符合功能及力学原则，合理设计运动量，以便取得良好的效果。运动疗法对患者的身心都会产生有益的影响，可明显改善患者的生活质量，有很好的应用前景。针对CKD患者，运动疗法的作用机制主要有以下几个方面。

一、改善肌肉及心肺耐力

CKD患者随着病情进展，逐渐出现乏力、肌肉关节酸痛、易疲劳等不适。研究表明，CKD患者早期即出现身体功能下降、心肺耐力减弱、活动量减少、肌肉逐渐萎缩。而有氧运动通过增加CKD患者的骨骼肌纤维数量，能够一定程度地改善患者的肌肉耐力和强度。ESRD患者通过进行有氧运动，可以促进蛋白质合成，防止蛋白质分解，增加肌肉容量，促进萎缩肌肉恢复，从而改善肌肉耐力及最大摄氧量，改善患者心肺耐力。一些研究发现，长期维持性血液透析患者在进行运动康复后，患者的最大摄氧量增加，同时血红蛋白、红细胞比容和红细胞数量均有所增加。

二、提高神经系统的调节能力

经研究证明，CKD及血液透析患者均可出现多种神经肌肉系统并发症和精神疾病，例如多发性神经病、尿毒症性肌病、周围神经病变和脑血管疾病等。据统计发现超过50%的透析患者存在不同程度的抑郁症状。运动疗法作为一系列生理性条件反射的综合形式，能够加快神经冲动传导，提高神经系统的反应性和灵活性，强化其对全身各个脏器的调节和协调能力，实践证明可改善中枢神经系统的兴奋和抑制过程，使患者的体能状态得到极大改善，同时减轻其抑郁状态或减缓其抑郁进程，而精神状态的改变又通过神经系统作用于各个器官，其结果是机体的内外协调及平衡关系均得到了一定的恢复或代偿。

三、维持和恢复运动器官的形态和功能

运动器官的形态和功能是互相依赖的。功能活动是维护运动器官正常形态所必需的条件，功能活动不足，必然引起运动器官形态结构上的退行性改变，包括肌肉萎缩和关节萎缩、僵硬等。CKD患者及尿毒症患者并发的神经肌肉病变以及活动减少等因素不仅使运动器官的形态结构遭到破坏、功能受到限制，而且由于功能的减退或丧失，又会促使形态进一步恶化，形成恶性循环。充分有效的透析治疗虽能使上述情况得到一定改善，但肌肉萎缩等仍持续存在，所以运动能力并没有得到明显提高。要真正改变这种状况，就应当恢复必要和可能的功能活动，以促使其形态和功能向好的方向发展。实践证明，运动训练对运动器官有良好影响。主要表现为运动能加快血液循环，增加关节滑液分泌，改善软骨营养，从而保证软骨代谢的需要；通过运动牵伸各种软组织，促使软组织延伸，使肌肉逐渐肥大，肌力和耐力得到增强和恢复，从而改善了主动

运动组织。

四、对代谢的影响

1.对脂质代谢的影响

尿毒症患者常常存在脂质代谢障碍，有学者认为透析治疗不能使上述情况得到纠正，有时甚至可以使脂质、载脂蛋白指标比透析前更恶化；而坚持一定量的运动训练可使肌肉、脂肪组织中脂蛋白脂酶的活性增加，加快了富含三酰甘油的乳微粒和极低密度脂蛋白的分解，降低三酰甘油，使高密度胆固醇量升高。因此，运动不但有助于降低血脂的含量，而且有助于血脂的转运和利用，有一定的防止动脉粥样硬化的作用。

2.对糖代谢的影响

尿毒症患者多有糖代谢障碍，其引发的高血糖和高胰岛素血症不仅会加重尿毒症患者水、电解质及酸碱平衡紊乱，还能引起蛋白质和脂肪代谢异常，从而促进动脉粥样硬化和蛋白质营养不良，而透析并不能从根本改善上述异常。有研究表明，运动能增进胰岛素的功能，长时间运动后患者空腹血糖下降5.4%，而葡萄糖的消除率增加了20.4%，同时血浆胰岛素水平也有所下降。促进胰岛素与肌细胞上的受体结合，从而有利于保持血糖的稳定。

3.对钙磷代谢的影响

钙是骨骼系统的重要营养元素，人体内99%以上的钙存在于骨骼中。运动可以促进钙的吸收、利用和在骨骼内沉积，对骨质疏松症有积极的防治作用。而户外运动还可以接触充足的阳光，增高体内维生素D浓度，并能改善胃肠功能及钙磷代谢。运动又可使人的食欲增强、促进胃肠蠕动，提高对钙等营养物质的吸收率，并促进骨骼的钙化。另外，运动有利于血液向骨骼内输送钙离子以及破骨细胞向成骨细胞转变，以促进骨骼的形成。

4.对周围组织代谢的影响

周围组织的代谢异常是限制运动能力的因素之一，而适当的运动有助于改善这种状况。由于运动会使乳酸产生增加，而未进行过运动锻炼的透析患者只需运动10 min，其乳酸盐、丙酮酸盐的比例即比未运动的对照组高出2倍，但乳酸清除率会随着乳酸浓度的升高而加快，运动也可加速乳酸的清除，并有大约52%的乳酸可同时被肌肉氧化利用，故一般不会进一步加重患者酸碱平衡紊乱；相反，持久适当的运动锻炼可促进乳酸的产生并且被利用，这个过程的不断重复将有利于周围组织的新陈代谢。

五、对精神方面的影响

在长期的慢性病诊治过程以及透析治疗过程中，患者神经、肌肉系统都发生了不同程度的器质性和功能性病变。器质性病变可能是由于脑病，多发性神经炎，钙、磷代谢异常，肌病，血管病变等所引起；患者的抑郁、焦虑等状态亦会加重导致患者缺乏活动；功能性病变是由于体能低下、活动受限等因素，使患者长期处于静息状态，出现神经、肌肉的失用性萎缩。运动治疗可以改善这些神经、肌肉、骨关节运动能力和反应、反射能力，使体能增加、机体耐受力增加、代谢旺盛、兴趣提高、反射加快，大大提高了神经系统的兴奋性和协调、平衡能力。

六、对透析充分性的影响

为了提高透析患者的生活质量，必须做到充分透析。人们应用尿素动力学参数量化透析剂量来判断透析治疗充分与否。运动使透析充分性增加的原因在于运动可以使全身组织血液循环加快，进而使组织细胞内各种溶质的转运速度加快，进入血液循环的量增加，使大量的代谢产物通过人工肾转移到透析液中而被排出体外，增加了透析时溶质的清除率，提高了透析的效果。另外，运动促使细胞内的尿素、肌酐及尿酸等溶质不断提前进入血液循环，造成各区域间溶质的浓度梯度差降低，改善了各区域间溶质的分布不均匀状态，从而减少了透析后溶质的反弹，进一步增强了透析效果。总之，运动对于长期透析患者来说非常重要，应积极鼓励透析患者加入运动锻炼的行列，指导他们按照循序渐进和个体化的原则进行科学的、有针对性的运动。

适当运动可以延缓因年龄而衰老及平时不活动所造成的生理改变，如骨量流失、心脏及骨骼肌肉的老化、贫血及葡萄糖耐受性不良所演变成的糖尿病等。运动可降低这些危险因素达到延缓衰老的目的。其中，规律持续的有氧运动是最佳的运动方式。有氧运动不但可以促进脂肪代谢，改善高脂血症，还可以改善纤溶系统功能，减少血栓的形成，从而降低心血管疾病的发生率。同时，新陈代谢的增加与流汗更有减肥及促进食欲的双重功效。适当运动可以减轻透析患者的紧张与焦虑，消除生活压力和忧虑感，进而提高自信心。因此，血液透析患者只要经过确切的身体评估、充分的事前准备，仍然可以享受运动的乐趣。

第二节　慢性肾脏病运动康复的实施方法

一、非透析慢性肾脏病患者运动康复的实施方法

（一）运动前评估

在开始运动前，应详细记录CKD患者的既往病史及现有慢性疾病、危险因素和治疗方案，常规评估患者的运动能力、心血管病危险因素（超重/肥胖、高血脂、胰岛素抵抗、睡眠呼吸障碍、血管内皮功能受损等）及身体功能等，必要时需进行运动能力和（或）心肺功能试验。

（1）运动能力测评指测定参与运动和训练的能力，一般通过肌力测定评价肌肉功能损害的范围和程度，判断运动康复治疗的效果。

（2）心肺功能试验（CPET）或运动心肺功能试验指伴有指标测定的运动试验，是在一定功率负荷下测评患者摄氧量及二氧化碳排出量等代谢指标、通气指标及心电图变化，以反映细胞呼吸功能的变化、人体的最大有氧代谢能力和心肺储备能力，因此通过该试验能指导康复治疗。

（二）运动中监测

部分CKD患者心肺功能差，因此在剧烈运动时，需监测心电图、心

率、血压、最大摄氧量和血乳酸水平，寻找最适合患者的运动方式。最大摄氧量（VO$_{2max}$）指人体从事剧烈运动时细胞每分钟消耗或利用的氧气最大值。具体测定方法为：随着负荷的不断增加，其摄氧量不再增加时所获得的数值即为该受试者的最大摄氧量，它是反应机体心肺耐力的重要指标。

（三）运动后反馈

一段时间的运动后需再次评估患者的生理功能，根据指标的变化情况以及患者自我感觉，调整运动康复计划，一般建议情况稳定的患者至少每4～6个月评估调整1次。若患者运动后出现不适，及时监测调整。

（四）运动处方的设置

1.运动训练的分类

运动训练包括有氧运动、抗阻运动及有氧联合抗阻运动。有氧运动是氧气充分供应时，大肌群主要参与的运动，如慢走或骑自行车，能提高心肺耐力，减少心血管病发生的风险。抗阻运动指人体骨骼肌在克服外来阻力的情况下进行的主动运动，如举哑铃、拉橡皮筋，抗阻运动在CKD患者的康复运动中日益流行，但应在有氧运动结束后的当天或另外一天进行。

2.运动训练的模式

运动模式包括在透析中心进行的运动训练、在康复中心进行的运动训练以及在家庭进行的运动训练。对于维持性血液透析患者而言，在透析中心运动训练最为实用，既能节约患者的时间，也能增加患者透析过程中的乐趣。在康复中心进行的运动训练，患者的接送、费用、时间限制、不良情绪等因素都可影响训练的依从性。在家庭的运动训练，患者的意愿、情绪以及家人的支持程度决定了患者运动的持久性。CKD非透析患者可以参加康复中心的训练，也可进行家庭训练，但必须在医生的指导下进行，运动一段时间后评估效果，及时调整运动处方。

3.运动针对的对象

有以下任意一条，应优先给予运动处方，并进行监督和管理：

（1）日常生活活动能力明显降低。

（2）衰弱患者。

（3）有心血管病的症状和日常生活活动中伴有呼吸困难。

4.运动处方的开具

任何运动处方都应基于患者的生理功能评估，依据包含运动频率（frequency）、运动强度（intensity）、运动时间（time）、运动模式（type）的FITT原则开具运动处方。

（1）运动频率：每周3～5次。病情稳定的维持性血液透析患者可在透析开始的前2 h内进行运动，每周3次。

（2）运动强度：建议CKD所有分期的患者进行中等强度的有氧运动或抗阻运动训练。对于有跌倒风险的患者，建议进行平衡训练。一般以运动时的心率作为判断运动强度的指标，以运动时不超过最大心率[最大心率（次/分钟）=170-年龄（岁）]或运动时心率达到最大心率的60%～80%为宜。安全起见，可以把主观一般感觉作为心率的补充评价指标，以有效监控运动强度。运动强度以伯格运动感觉量表（RPE）中的12～13级为宜，即运动时感到有些吃力。

（3）运动时间：有氧运动一般30～60分钟/次，准备及放松运动5～10 min；抗阻力运动一般30～45分钟/次，准备及放松运动5～10 min；柔韧性运动一般5次/周，10分钟/次。

（4）运动模式：包括有氧运动、抗阻力运动、柔韧性运动。有氧运动包括广场舞、健身操、步行、快走、太极拳、八段锦、慢跑、骑自行车等；抗阻力运动包括举哑铃、使用握力器、踩脚踏车、仰卧起坐、深蹲等；柔韧性运动包括拉伸运动、瑜伽等。八段锦、太极拳、五禽戏、步行、广场舞都是CKD患者比较适合的运动方式，应鼓励CKD患者渐进性锻炼，坚持计划。

5.运动风险和注意事项

骨骼肌肉损伤是CKD患者运动面临的主要风险，这可能与其常合并钙磷代谢紊乱有关。其次是心律失常、心肌缺血。但也有研究发现，极量运动过程中发生心律失常、心肌缺血的风险非常低，主要见于既往有明确心脑血管疾病史的尿毒症患者。应教育CKD患者有以下任意一种情况时禁止运动：

（1）未控制良好的高血压（收缩压＞180 mmHg，舒张压＞110 mmHg）。

（2）严重和有症状的主动脉瓣狭窄。

（3）失代偿性心力衰竭。

（4）不稳定的冠心病。

（5）严重的肺动脉高压（平均肺动脉压力＞55 mmHg）。

（6）未控制的糖尿病。

（7）严重脑血管或外周血管病。

（8）持续性高钾血症。

（9）主动脉夹层。

（10）未控制的心律失常等。

建议CKD患者运动时，注意以下几点：

（1）血糖过高（＞13.90 mmol/L）或过低（＜5.55 mmol/L）时暂缓运动。

（2）合并糖尿病的患者，运动时备好点心或糖果。

（3）出现双腿不对称性水肿、发红和疼痛时要暂缓或停止运动，及时到医院就诊，明确有无深静脉血栓。

（4）在溃疡愈合前，避免负重运动和游泳。

（5）出现头晕、严重头痛时应该延缓或停止运动。

（6）服用血管扩张药（如α受体阻滞剂、钙通道阻滞剂）的患者运动后可能发生低血压，因此该类患者运动后应延长放松时间。

（7）服用β受体阻滞剂的患者，在炎热和潮湿的环境中，易出现低血糖症状，因此该类患者应减少运动强度和持续时间。

二、血液透析患者运动康复实施方法

血液透析是维持慢性肾功能衰竭患者生命与功能的主要治疗手段之一，基于病情及治疗的特殊，患者一直面临多种压力。随着生物-心理-社会的医学模式的推进以及人们对生活质量要求的不断提高，患者生命的延长仅仅是医疗目标的第一步，而最大限度地促使患者回归家庭与回归社会也是医护人员与患者的共同目标。在现代医疗技术不断提升的同时，为了提高透析患者透析的充分性、维持和改善患者的功能、提高患者生活质量，广大医务工作者探索并实施了多种方案。在多年来探索的各种方案中，运动康复在临床中显得日益重要。

（一）透析患者的体力

1.体力

体力是机体在生命活动中的能力，分为运动能力和防御能力。运动能力包括人体活动的肌力和精力，以及行动的力量、速度、爆发力、耐力，行动的调节能力如平衡性、灵敏性、柔韧性。防御能力是机体对各种事物的应激能力，包括对物理化学因素，如严寒、酷暑、低氧、高氧、低压、高压、震动、化学物质等的抵抗力；对生物因素如细菌、病毒及其他微生物，异种蛋白等的抵抗力；对生理因素如饥饿、口渴、失眠、疲劳、时差、运动等的应激能力；对精神因素如恐怖、不安、痛苦、不满等的应激能力。透析患者糖耐量低下，脂蛋白代谢障碍，肌蛋白代谢亢进，加之循环功能差，最大摄氧量减少，致使患者体力低下。透析患者防御能力低下表现在细胞免疫功能的降低，易发生感染。国外专家认为透析患者运动能力的降低主要表现为其行动的柔韧性能够保持，而灵敏性、爆发力、耐力明显降低。

2.最大耗氧量

耗氧量是单位时间里机体能量产生所利用的氧气量。随着运动强度的增加，耗氧量达到最大值时，称为最大耗氧量（$VO_{2\,max}$）。越多的耗氧量可以支撑人体越长时间的体力活动或运动，最大耗氧量越大表示耐力越强，因此最大耗氧量是评估人体耐力的重要指标。有学者用最大耗氧量进行评价透析患者的体力，以及运动对于透析患者是否能起作用或达到增加体力的目的。透析患者的最大耗氧量平均为22.7 ± 5.1 mL/（kg·min），是正常人的50%。造成透析患者最大耗氧量降低的原因很多，如：肺功能降低、肺水肿、肺活量降低、肺换气和氧的扩散能力减弱；心功能降低、心率快、心排血量减少；血液容量增多，血红蛋白浓度下降，携氧能力降低从而与氧结合减少；与活动有关的肌肉毛细血管群密度降低，分布于肌肉的血液量减少等。其中血红蛋白浓度的低下，是最主要的因素。有报道表明，如果应用促红细胞生成素使血红蛋白浓度上升5%，最大耗氧量也可见到明显的改善。适当的持续的运动可以增强透析患者体力和改善循环系统功能，对促进糖、脂肪、蛋白质的新陈代谢有良好的影响。运动可以增加肌肉毛细血管密度，从而提高透析患者的最大耗氧量，提高患者的运动能力。

（二）患者体能评价

能力评价是运动康复的重要组成部分。首先要对运动对象进行全面的体能评估，然后制订康复指导计划予以实施，然后再进行评估。评估需贯穿康复治疗的全过程，即评估—治疗→再评估→再治疗，对整个治疗过程可采用PDCA（P：计划；D：执行；C：检查；A：处理）循环管理模式。慢性肾功能不全的透析患者，一般经过一段时间的透析治疗病情稳定临床症状缓解后，医护人员对患者病情都有了较明确的诊断和了解，可以开始对患者进行运动疗法之前的评估，并指导其开始进行恰当的运动。

1.体质评价

体质是指人的生命活动、劳动和工作能力的物质基础。对于一个人的体质强弱要从形态，功能，身体素质，对环境、气候适应能力和抗病能力等多方面进行综合评价。

（1）评价体质强弱的综合指标：①身体形态发育水平；②生理生化功能水平；③身体素质和运动能力水平；④心理发展状态；⑤适应能力。影响体质强弱的因素是多方面的，包括遗传、环境、营养、体育锻炼等。

（2）运动能力的测定指标：关于运动能力的测定包括如下8个指标。①50 m跑（s）；②立定跳远（cm）；③握力（kg）；④男子引体向上次数（次）、⑤女子屈臂悬垂时间（s）；⑥30s快速仰卧起坐次数（次）；⑦耐力跑男子1 000 m、女子800 m时间（s）；⑧站立体前屈。

（3）国际体质测定指标分4部分测定内容：医学检查；生理功能测

定；人体形态学；身体成分和运动能力。①形态指标：身高、体重、胸围、上臂围、坐高和身体组成（皮脂厚度、体脂比重、去脂体重等）。②功能指标：安静时的心率、血压、肺功能及心血管运动试验等。③身体素质指标：a.力量指标，握力、背肌力、腹肌力、腿肌力、仰卧起坐、单杠引体向上（男）、单杠屈臂悬垂（女）、双杠双臂屈伸、俯卧撑等；b.爆发力指标，纵跳（垂直跳）、立定跳远；c.悬垂力指标，单杠屈臂悬垂、单杠斜身屈臂悬垂（女）；d.柔韧性，站立体前屈，俯卧仰体；e.灵敏和协调性，反复横跨、10 m×4往返快跑；f.平衡性，闭眼单足立；g.耐力项目：耐力跑或快走1 500 m（男）、1 000 m（女）、蛙泳或自由泳200 m，滑冰1 500 m（男）、1 000 m（女），速度滑雪1 000 m。④运动能力指标：a.跑，快速跑（50 m、100 m）；b.跳，急行跳远、跳高、摸高（弹跳力）；c.投，投实心球、投手球、挪垒球、推铅球。

2.体力评价

体力评价分类如下。

（1）运动能力：力量、速度、爆发力、耐力、灵敏性、柔韧性、平衡性。反映运动能力的有9个运动项目：①握力（反映肌力）；②背拉力（反映肌力）；③垂直跳（反映爆发力）；④上下台阶运动（反映耐力）；⑤俯卧后仰（反映柔韧性）；⑥立位体前屈（反映柔韧性）；⑦闭眼单足站立（反映平衡性）；⑧反复横跨（反映灵敏性）；⑨俯卧撑（反映耐力）。

（2）防御能力：防御能力是机体对各种情况的应激反应能力，包括适应力、抵抗力、免疫力、恢复力、代偿力、稳定性、精神心理的安定性。主要从医学角度由医生进行评估。

（3）运动负荷试验：运动负荷试验适用于筛选危险的心律失常及缺血性心脏疾病，也可以用于透析患者运动能力的评价。在对患者进行运动负荷试验时，患者出现如下情况时应当及时停止试验：①胸痛；②呼吸困难、疲劳、头晕；③下肢痛、肌肉痛、关节痛；④室性期前收缩出现和增多；⑤ST段明显降低＞2.0 mm；⑥心率、血压低下；⑦血压过多升高；⑧四肢苍白、出冷汗；⑨已达到患者最快心率。

（三）血液透析患者运动处方

运动处方是规定适当的运动种类、时间、频率并指出运动中的注意事项，以便患者有计划地经常性锻炼，达到健身或治疗的目的。由于运动本身是一种生理性应激，因此有可能对人体构成潜在性的危险。要使运动训练既能改善透析患者的机体功能又具相当的安全性，应严格遵循运动准则，必要时还要进行医学监护。运动处方的设计应因人因病情等因素而异，制订运动处方前应对患者进行全面评估：①对准备接受运动训练的透析患者进行一次问卷调查，详细了解病情；②阅读病历，熟悉患者目前以及既往的身体状态和透析经历，切实做到对患者有全面的了解；③由相关医生对患者心肺功能及运动器官等进行检查，评估身体状况和体能；④结合患者的年龄、性别、平时对运动的爱好等，全面评估患者的运动能力及适合该患者的运动项目。通常一个系统的运动处方应包括以下5个方面：①运动康复原则；②运动项目选择；③运动量确定；④运动康复的实施方法；⑤运动注意事项。

透析患者的运动康复目前尚未形成规范的运动准则，由于透析患者大多存在心血管系统并发症状况，因此在对愿意接受运动康复的透析患者进行全面的医学检查以后，应着重对患者的心肺功能进行评定，以此作为主要依据。可将透析患者分为A、B、C三类，①A类：透析治疗3个月以上，心功能及血压稳定，参加中等强度运动的危险性较低。②B类：透析治疗3个月以上，心功能及血压相对稳定，参加低等强度运动的危险性较低。③C类：运动受限的及病情尚不稳定的透析患者，不能参加任何健身性活动，应积极治疗使身体尽快恢复到B类以上，日常活动水平应由主管医生决定。其参加运动治疗的危险性依次增加。无论参加哪一类运动治疗时，都应严格按照运动处方进行，同时遵守下列原则。

1.基础原则

（1）自我感觉良好时运动。

（2）运动宜在饭后及饭前2h左右进行。

（3）气温过热和过冷时，应减小运动强度，缩短运动时间。

（4）穿着和环境温度相应的宽松舒适的衣物。

（5）运动前后应有意识地测量脉搏、血压，做好记录，为医生评估运动效果、调整方案提供依据。

2.量力而行原则

（1）设计的运动量患者应能完成并留有余地。

（2）运动后患者应感到兴奋而不是疲劳。

（3）患者运动时如果呼吸急促、交谈困难，则提示运动量过大。

（4）患者运动后出现无力或恶心，应降低运动强度，延长整理活动的时间。

（5）患者运动后若出现失眠症状，应减少运动量，直到症状缓解。

（6）患者运动后出现明显关节疼痛或僵硬，提示运动量过大。

3.循序渐进原则

运动方式适合、运动量适当的运动进行完时微有汗出，稍感疲劳，有轻度气短但不影响交谈。一般运动停止6 min左右，心率应<110次/min，次日清晨恢复平时水平水平或略有减慢趋势。运动应一直保持上述原则，缓慢开始，循序渐进，逐步适应，慢慢调整运动方式及运动量。

4.运动项目的选择

一般耐力性项目可选择行走、跑步、骑自行车、游泳、球类运动等，采取持续训练和间断训练相结合，也就是在持续运动中增加变速运动。放松性运动可选择散步、打太极拳、健身气功、舞蹈等。力量性项目一般选择健身器材的肌肉训练，以保持和增加肌肉密度和肌肉群体积，增加肌肉力量和协调力量。

5.运动自我感觉

注重运动自我感觉，不可勉强，若有不适，立即中止。

（1）运动中出现胸、臂、颈或下颌等部位的烧灼痛、酸痛、缩窄感或充实感时，应停止运动。

（2）运动中出现明显气喘时，应停止运动（运动时肯定会有呼吸深度和频率的增加，但不应有交谈困难，不应气喘，运动后恢复时间通常不超过5分钟）。

（3）运动中出现明显头晕、眼前发黑、周身无力时，应立即停止运动。

（4）运动中自感有说不出的难受时，应停止运动。

6.运动项目的选择

（1）耐力性项目。为了改善透析患者的心脏及代谢功能，可选择耐力性项目运动，如行走、骑自行车、游泳，也可以跳舞、划船、上下楼梯等。这些都属于有氧运动，常采用持续训练和间断训练，持续训练有变速训练和匀速训练，间断训练有间歇训练和重复训练。此外，乒乓球、羽毛球、台球等运动对改善透析患者心血管的功能也有良好作用。

（2）放松性项目。为了放松精神和躯体以消除疲乏无力和稳定血压，可进行放松性训练，如散步、打太极拳、放松体操、保健体操、健身气功等。

（3）力量性项目。为了恢复肌肉力量、关节功能、保持骨骼密度和肌肉群体积，消除局部脂肪积聚并控制平衡，可进行被动、主动、抗阻的肢体运动和能增强局部肌力的专门训练，如腹肌、背肌训练等；可借助一些专门器械，如沙袋、哑铃、各种肌力练习器等。

应根据危险性分类选择恰当的运动方式，特别要考虑到接受运动治疗的患者的病情、体力、爱好、运动习惯、康复目标、监护条件及训练场地的环境和条件等。C类透析患者的因体能差、病情多不稳定，不宜进行任何有氧运动训练，而应选择放松性活动和低水平日常生活活动。对透析患者的B类，可采取控制运动强度、能量消耗个体变异小的运动形式，如步行、功率自行车等下肢运动为主的训练方式。对于A类透析患者则可选择平地步行、慢跑、游泳、划船等上、下肢同时参与的运动方式，并可酌情选择适当的力量性项目进行训练。

（四）运动量的确定

运动量是指人在运动训练中所能完成的生理负荷量，即个体主观对运动可能的耐受量，其大小直接影响对疾病的治疗效果和安全，是运动训练的核心。运动量主要包括运动强度、运动频度和运动时间等。

1.运动强度

运动强度是指单位时间内患者所做的功,功率大小以瓦(W)表示。运动强度的设计会直接影响运动训练效果和运动安全性。设计运动强度,首先应确定心率。一般认为,在运动中允许达到的平均心率为最高心率的60%～70%,按此值进行训练,较为安全,效果也较好。简单预测最大心率的公式:最大心率=220－年龄×0.8或者210－年龄×0.8。设计运动强度还可参考最大耗氧量。从运动负荷试验得出最大耗氧量,运动强度希望达到相当于最大耗氧量的50%～70%。

2.运动频率

运动频度即每周运动训练的次数。研究表明,每周2次的运动训练可以保持透析患者心功能储量,要想增加心功能储量就必须每周运动锻炼3次以上。但每周运动训练超过5次反而会造成相应的机体功能损伤。因此美国运动医学会(ASMA)认为每周3～5次的运动频率比较合适。

3.运动时间

运动时间是指达到运动强度的时间,通常为15～30 min,原则上应不低于15 min(不包括准备时间)。在运动量一定的情况下,运动强度与运动时间呈负相关,但一般运动时间短则强度大的运动,较运动时间长而运动强度小者效果好。

4.运动进度

运动进度取决于患者年龄、身体状态、运动目的、对运动的适应及运动量完成情况等因素,一般分为3个阶段。

(1)适应阶段:根据透析患者对运动的适应情况,短则3～5天,长则2～8周。注意增量时首先增加运动持续时间或频率,待心率的运动反应下降后可逐渐增加运动强度。

(2)进展阶段:不同人群该阶段持续时间大不相同。一般健康人为12周,老年人为18周,透析患者则要持续8～12个月。

(3)维持阶段:当达到希望的运动强度时即进入维持阶段,此期透析患者至少每年应进行1次身体状况及运动效果的评估。

运动时间要因人而异,要根据患者反映和训练效果来确定。对耐力性或力量性运动训练项目，一次运动锻炼时间应分为准备热身、训练、整理放松3个阶段，其中训练阶段至少要维持15 min。

（五）运动处方的实施

体能恢复一般应从较轻的运动开始训练，逐渐增加运动量。由于透析患者常年疾病，肢体肌肉能力下降，体能恢复要有一个过程，可以从一年的冬季开始训练。

1.生活中运动训练

（1）步行：在家中或附近道路、公园进行，每次步行2～3 min，休息2～3 min，每分钟60～80步，这样交替进行，共进行20～30 min，以不出现心悸、喘息和下肢无力为宜。然后可视自身体能逐渐延长步行时间，缩短休息时间，逐步过渡到每日晨练。

（2）上下台阶训练：利用楼梯、蹬踏台阶进行训练，开始时用手扶楼梯，上下一级台阶、上下两级台阶，并适当延长运动时间，由每次5 min、10 min延长至15 min，逐步过渡到自身独立完成上述活动。

（3）体操：向前弯腰，侧身运动、旋转运动、身体前屈，每一个动作反复5～10 min。

2.利用运动器械锻炼

可选择在庭院、公园或运动场所进行，从简单易行、低强度的运动训练开始。

3.增强局部机体能力的运动

在全身体能状况明显改善以后，应开始就机体局部进行强化运动。

（1）步行训练：在道路步行速度4 km/h，每次训练30 min。

（2）足力训练：利用建筑物的台阶进行训练，每次训练10 min。

（3）握力臂力：训练该训练主要针对部分透析患者，增加患者握力和臂力的同时，使肢体血管充盈，血流量充足，可提高透析充分性。

（4）腰肌、背阔肌训练：仰卧起坐每天5～10次，中、青年患者体力允许可以做俯卧撑每天5～10次。

（5）锻炼用自行车：利用健身自行车进行锻炼，速度10km/h，运动时间在10 min左右。

4.强化运动训练

指在前两项训练的基础上开始运动训练，主要通过增加运动量来实现。一般应在前两项训练短则6个月，长则1～2年训练的基础上并在以上指导下进行。

（1）强化运动训练的目的：进一步增强患者的握力、臂力、足力和背阔肌、腰肌的耐力爆发力。

（2）强化运动训练的方法：根据自身特点及运动训练条件，可选择健身自行车、步行机等训练器械，台阶升降法等训练方法。注意应先增加运动时间，再增加运动强度。

（六）运动指导原则

多数维持性血液透析患者对运动缺乏了解，有的害怕运动会加重病情，有的则运动量过大。应根据自身情况来决定运动的种类、运动频率、维持的时间及运动强度，进行科学的锻炼。运动前应测血压、脉搏来评估是否允许运动。进行运动时，要量力而行、循序渐进、持之以恒。各种运动各有特点，人们可以根据自身情况（如年龄、体质、职业等）、实际需要和兴趣爱好而选择合适的方法，还可以根据不同的时间、地点、场合而选择适宜的项目。在运动量适当的情况下，所选项目不一定局限于某一种，可综合应用或交替穿插进行。在运动量和技术难度方面应逐渐加大，并要注意适可而止，切不可勉强和操之过急。运动应在医生或教练的指导下进行，除做脉搏、呼吸、血压的监测外，也可参照"酸加、痛减、麻停"的原则。如运动后仅觉肌肉酸楚，抬举活动时稍有胀重感，可继续维持原运动量或加大一些；如局部稍有疼痛，应减轻运动量或更换运动项目；如出现麻木感，应停止运动，并查清原因再做进一步处理。增强体质、治疗疾病，往往非一朝一夕之功，要想收效，必须有一个过程，所以要持之以恒。尤其是取得初步成效时，更要坚持，这样才能使效果得以巩固和进一步提高。透析患者的运动疗法，必须要将良好的饮食管理与充分的透析治疗相配合，才能维持患者运动的较好的体力。

（七）运动的进度

运动的进度可根据自身的情况（例如年龄、性别、身体状态、运动的适应程度等）分为三个阶段。

第一阶段为适应阶段：适应阶段的长短不同，不可盲目地跟随他人，一定要根据自身对运动后的生命体征、身体状态多加评价，无不适感方可进行加量，该阶段应每3个月进行一次全面的评估以更改运动方案。第二阶段为进展阶段：这个阶段对于血液透析患者来说是个漫长的过程，一般为8~12个月，运动量相比之前会大很多。该阶段建议透析患者每4~6周进行一次全面评估，调整合适的运动方案。第三阶段为维持阶段：此阶段是指血液透析患者运动量达到了自身所能承受的最大强度，不可再增加。到达此阶段后最少每年要对患者进行一次全面的评估。

（八）运动疗法的适应证与禁忌证

运动的益处是肯定的，但运动疗法潜在的风险与不良反应也应引起足够重视。由于运动加重心脏负担，因此可能使缺血性心脏病或高血压（常无症状）加重，引起心功能不全或心律失常，也可能诱发心绞痛甚至心肌梗死。本身血压过高患者，运动后还有发生直立性低血压的可能。运动对于视网膜病变患者不宜，增加了运动后视网膜出血的危险性，可致使增殖性视网膜病变进展。对于糖尿病肾病患者，运动会减少肾血流量，使尿蛋白排出增加，加重肾脏病变，降低残余肾功能。对于未很好控制血糖的部分糖尿病肾病患者，运动会使血糖升高出现尿酮体阳性，严重者甚至出现酮症酸中毒，对于使用胰岛素或磺胺类药物治疗的糖尿病肾病透析患者，在运动中易发生低血糖等情况。鉴于上述潜在的危险和不良反应，专业人员在指导透析患者运动时应按不同病情选择适当的运动量和运动方式，尤其对于老年及糖尿病肾病透析患者，更要严格掌握适应证。

1.适应证

（1）接受维持性血液透析治疗至少3个月。

（2）血压相对稳定，原则上收缩压<130 mmHg、舒张压<90 mmHg。

（3）无心力衰竭表现。

（4）血红蛋白＞80 g/L。

（5）心功能（NYHA）1～3级。

（6）运动能力＞4 METs。

（7）安静时或运动试验负荷＜4 Mets时，无心肌缺血加重或心绞痛发生。

（8）最大耗氧量＞16 ml/（kg·min）。

（9）患者知情同意并签字。

（10）身体状况综合评估结果符合运动训练要求。

2.禁忌证

为了保障患者在运动中的安全，如下情况禁止运动。

（1）未控制的尿毒症：血液透析前血尿素氮＞21.4 mmol/L，血钾＞6 mmol/L，碳酸氢根（HCO_3^-）＜20 mmol/L，血磷＞1.93 mmol/L。

（2）高血压：收缩压＞23.9 kPa（180 mmHg），舒张压＞13.5 kPa（100 mmHg）。

（3）心功能不全，明显的心肌肥厚，心胸比＞50%。

（4）心室流出通道梗阻，如肥厚型心肌病，主动脉瓣狭窄。

（5）心包炎、心包积液。

（6）心律失常，如室性期前收缩、二度房室传导阻滞。

（7）心肌缺血：不稳定型心绞痛，急性心肌梗死。

（8）感染：血栓性静脉炎。

（9）肾性骨营养不良：发生过骨折，有骨痛及肌力明显下降。

（10）体液超负荷：外周水肿明显，体重明显增加，在运动时会诱发心力衰竭。

（11）其他并发症，如糖尿病并发视网膜炎，有眼底出血的危险者；甲状腺功能亢进症等。

（12）患者不合作。

（九）运动停止的指征

当运动时出现以下情况应暂时停止运动，并告知相关专业人员重新调整运动的方案。

（1）严重水肿。透析间期体重增加超过5%干体重时，建议以休息为主，控制病情后再考虑运动康复。

（2）血压异常。严重的高血压（如血压＞180/100 mmHg），或低血压（血压＜90/60 mmHg），或血压波动较大时也不适合运动。

（3）血糖异常。血糖＞13.9 mmol/L或＜5.5 mmol/L时暂缓运动。

（4）哮喘。心功能不全急性期、肺部感染等心肺部疾病导致的缺氧状态不建议运动。

（5）反复胸痛、胸闷。不活动或轻度活动即出现反复胸痛、胸闷，提示可能存在心肌缺血，运动风险增高。

（6）深静脉血栓症状。如小腿出现不正常的水肿、发红和疼痛时要暂缓或停止运动。

（7）严重肌肉酸痛、骨痛、关节痛。

（8）如果有开放性伤口及没有愈合的溃疡时，应该避免游泳及负重运动，直至完全愈合。

（9）严重贫血。即血红蛋白＜60 g/L时应注意休息，暂停运动。

三、慢性肾脏病运动康复效果评价

结合CKD患者自身疾病特点和运动习惯，制订合适的运动方案，定期评价患者的运动效果，及时调整处方。

（一）日常生活活动能力评定

日常生活活动（ADL）是指一个人为了满足日常生活的需要每天必须反复进行的、基本的、具有共性的活动。评价ADL能力的指数或量表很多，比如PULSES评定、Barthel指数、Katz指数、FIM量表等，其中Barthel指数的运用最为广泛，既可用来评定康复治疗前后CKD患者的功能状况，也可预测治疗效果、住院时间及预后。Barthel指数总分100分，60分以上者为良好，生活基本可以自理；40～60分者为中度功能障碍，生活需要帮助；20～40分者为重度功能障碍，生活依赖明显；20分以下者为完全残疾。

（二）营养状态评定

通过比较运动前后人血白蛋白、转铁蛋白及前白蛋白数值，医护人员可以判断内脏蛋白水平改善情况。外周淋巴细胞计数$<1.5\times10^9$/L时，提示营养不良。通过比较运动前后淋巴细胞计数，医护人员可以判断患者免疫状态改善情况。通过比较运动前后肱三头肌皮褶厚度、上臂中部肌周长，医护人员可以判断全身脂肪和肌肉改善情况。通过比较运动前后BMI，医护人员可以判断营养状况的改善程度。

（三）平衡能力评定

平衡功能测试是评估平衡能力的金标准，但需专门设备，临床上未普遍应用。Berg量表应用方便，且可以定量，临床应用广泛。该量表包括14个项目，每个项目最低得分为0分，最高得分为4分，总分56分。总计0～20分代表需要坐轮椅活动，21～40分表示需要辅助步行，41～56分表示可独立行走，可通过比较运动前后分数的变化判断运动效果。

（四）柔韧性评定

柔韧性评定包括座椅牵伸试验、抓背试验、改良转体试验，分别帮助判断髋关节、肩关节、躯干柔韧性，可通过比较运动前后活动距离的变化判断运动效果。

（五）肌力与肌耐力评定

等速肌力测定是评定肌力的金标准，也可进行徒手肌力与耐力评定，相关试验包括30 s椅子起坐试验、30 s手臂弯曲试验、握力试验等。30 s椅子起坐试验结果判断标准：60～64岁的普通人群，30 s内女性起坐次数应不少于12次，男性则不少于14次。90～94岁的普通人群，30 s内女性不少于4次，男性不少于7次。

（六）肾功能下降速度评定

CKD患者运动康复治疗的目标之一就是延缓肾功能损害进展，正常CKD患者Scr每年增长速度不超过50 μmol/L、eGFR下降速度不超过4 mL/min。行运动康复治疗后，Scr增长的速度减慢，则表示达到了较好的控制目标。

（七）心血管功能评定

6分钟步行试验是一种帮助判断中、重度心肺疾病患者功能状态的试验。判断标准：6分钟步行距离＜300 m为1级，300～374.9 m为2级，375～449.9 m为3级，＞450 m为4级。级别越低表明心血管功能越差。达到3级或4级者，说明心血管功能接近或达到正常。

（刘俊）

第三章
药物治疗

第一节　治疗高血压的药物

　　高血压是慢性肾脏病（CKD）的常见临床表现，也是引起终末期肾病（ESRD）的主要原因之一。随着社会人口老龄化、肥胖和2型糖尿病发病率的增加，全球罹患高血压的人数持续增长。除ESRD外，血压升高也是冠心病、失代偿性心功能不全、卒中、认知功能障碍的危险因素，严重影响CKD患者的预后。在CKD患者中，高血压的患病率高达58.0%～86.2%。高血压目前已成为继糖尿病导致终末期肾病的第二大病因，且高血压肾病患者在肾脏透析患者中占比约27.5%，并呈逐年增长趋势。血压升高是CKD进展的主要危险因素。全球范围内维持性透析的患者数量不断增长也与人口老龄化及糖尿病、高血压的发病率增加有关。在我国，高血压约占所有ESRD患者原发病因的10.5%。CKD患者降压治疗的目的在于降低血压相关心血管疾病风险，并延缓肾脏疾病的进展。2012年改善全球肾脏病预后组织（KDIGO）建议：如患者可耐受，可将未进行肾移植及未接受透析的CKD合并高血压成人患者的血压靶目标定为标准化诊室血压测量收缩压＜120 mmHg（推荐等级2B）。尽管制定了收缩压靶目标，仍应结合患者的特征、耐受性和偏好制定个体化的降压目标，这对于临床管理至关重要。

一、常用降压药

常用降压药物包括血管紧张素转化酶抑制剂（ACEI）、血管紧张素Ⅱ受体阻滞剂（ARB）、钙通道阻滞剂（CCB）、利尿剂和β受体阻滞剂5类，以及由上述药物组成的固定配比复方制剂。此外，α受体阻滞剂或其他种类降压药有时亦可应用于降压治疗。

1.血管紧张素转换酶抑制剂

ACEI主要是通过抑制血管紧张素转化酶阻断肾素–血管紧张素系统而发挥降压作用。常用药物包括卡托普利、贝那普利、依那普利、雷米普利、培哚普利等，在国内外进行的大量的大规模临床试验结果显示，此类药物对于高血压患者具有良好的靶器官保护和减少心血管终点事件的作用。ACEI单用降压作用明显，对糖脂代谢无不良影响。限盐或加用利尿剂可增加ACEI的降压效果。尤其适用于伴有慢性心力衰竭、心肌梗死后心功能不全、糖尿病肾病、非糖尿病肾病、蛋白尿或微量白蛋白尿、代谢综合征患者。最常见的不良反应主要为持续性干咳，多见于用药初期，症状轻微者可坚持服药，不能耐受者可改用ARB。其他不良反应有低血压、皮疹，偶见血管神经性水肿及味觉障碍。长期应用有血钾升高的可能，应定期监测血钾和血肌酐水平。禁忌证为双侧肾动脉狭窄、高钾血症及妊娠。血肌酐＞265.23 μmol／L时应慎用。

2.血管紧张素Ⅱ受体阻滞剂

ARB主要是通过阻断血管紧张素Ⅱ受体发挥降压作用。常用药物包括氯沙坦、厄贝沙坦、缬沙坦、替米沙坦等，国内外的研究者应用ARB进行了较多大规模的临床试验研究，研究结果表明，ARB可降低高血压患者心血管事件的风险；降低糖尿病或肾病患者的尿蛋白及微量白蛋白水平。尤其适用于伴心力衰竭、左室肥厚、心房颤动、糖尿病肾病、代谢综合征、蛋白尿或微量白蛋白尿患者，以及不能耐受ACEI的患者。不良反应少见，偶有腹泻，长期应用有可能升高血钾，应注意监测血钾及血肌酐水平的变化。双侧肾动脉狭窄、妊娠妇女、高钾血症者禁用。

3.钙通道阻滞剂

CCB包括二氢吡啶类钙拮抗剂和非二氢吡啶类钙拮抗剂。主要通过阻断血管平滑肌细胞上的钙离子通道发挥扩血管、降血压的作用。二氢吡啶类钙拮抗剂如硝苯地平、尼群地平、拉西地平、氨氯地平和非洛地平等。国内完成的较大样本有关降压治疗的临床试验大多以二氢吡啶类钙拮抗剂为研究药物，结果表明以二氢吡啶类钙拮抗剂为基础的降压治疗方案可显著降低高血压患者的脑卒中风险。此类药物可与其他4种降压药物联合应用，尤其适用于单纯收缩期高血压、老年高血压、伴稳定型心绞痛、颈动脉或冠状动脉粥样硬化及周围血管病患者。常见不良反应主要有反射性交感神经兴奋导致心率增快、面部潮红、牙龈增生、踝部水肿等。二氢吡啶类钙拮抗剂没有绝对禁忌证，但心动过速与心力衰竭患者应慎用，如必须使用，则应选择如氨氯地平等分子长效药物。急性冠脉综合征患者一般不推荐使用短效硝苯地平制剂。临床上常用的非二氢吡啶类钙拮抗剂主要包括地尔硫䓬和维拉帕米两种药物，也可用于降压治疗，常见不良反应包括心脏的负性肌力作用和负性传导作用，较少出现牙龈增生。此类药物禁用于Ⅱ～Ⅲ度房室传导阻滞、心力衰竭患者。因此，在使用非二氢吡啶类钙拮抗剂前应详细询问病史，进行心电图检查，并在用药后2～6周复查。

4.利尿剂

其主要通过利钠排水、降低高血容量负荷发挥降压作用。主要的药物包括噻嗪类利尿剂、袢利尿剂、保钾利尿剂以及醛固酮受体拮抗剂等。用于控制血压的利尿剂主要是噻嗪类利尿剂。我国常用的噻嗪类利尿剂主要有氢氯噻嗪和吲达帕胺。研究证实吲达帕胺治疗可明显降低脑卒中再发的危险性。小剂量噻嗪类利尿剂（如氢氯噻嗪 6.25～25 mg）对代谢影响小，与其他降压药物（尤其ACEI或ARB）合用可显著增加后者的降压效果；此类药物尤其适用于单独收缩期高血压、老年高血压或伴心力衰竭患者，也是难治性高血压的基础药物之一；不良反应与剂量呈正相关，故通常采用小剂量，大剂量不良反应增加，而降压效果并不增加。噻嗪类利尿剂可引起低血钾，长期应用时应定期监测血钾，必要时补钾；与ACEI或ARB联合应用不仅能增加降压效果，还能够抵消噻嗪类药物造成的低钾；慎用于高尿酸血症，以及明显肾功能不全者，后者如需使用利尿剂，应使用袢利尿剂如呋塞米等，痛风者禁用。保钾利尿剂如醛固酮受体拮抗剂如螺内酯、阿米洛利等也可用于降压治疗；在利钠排水的同时不增加钾的排出，不会造成低血钾，但在与其他具有保钾作用的降压药如 ACEI或 ARB合用时需注意发生高血钾的危险。需要注意螺内酯长期应用有可能导致男性乳房发育等不良反应。

5.β受体阻滞剂

其降压机制主要是通过抑制过度激活的交感神经活性、抑制心肌收缩力、减慢心率而发挥降压作用。常用的药物包括美托洛尔、阿替洛尔、比索洛尔和卡维地洛等。美托洛尔、比索洛尔对α受体具有较高的选择性，因而由β受体阻滞剂而产生的不良反应较少，其不但可降低血压，也可保护靶器官、降低心血管事件的风险。β受体阻滞剂尤其适用于伴快速性心律失常、冠心病心绞痛、稳定的慢性心力衰竭、交感神经兴奋性增高以及高代谢状态的高血压患者。常见的不良反应有肢体冷感、疲乏、激动不安、胃肠不适等，还可能影响糖、脂代谢。禁用于高度房室传导阻滞、哮喘患者。慎用于慢性阻塞型肺疾病、周围血管疾病或糖耐量异常患者及运动员；必要时也可慎重选用高选择性β受体阻滞剂。长期应用者需注意突然停药可发生反跳现象，即原有的症状加重或出现新的表现，常见的有血压反跳性升高，伴头痛、焦虑，甚至加重心肌缺血等。

6.α受体阻滞剂

此类药物不作为高血压治疗的首选药，适用于高血压伴前列腺增生患者，也用于难治性高血压患者的治疗，用药应在入睡前，以防发生体位性低血压，使用期间注意监测坐位、立位血压，最好使用长效控释制剂。有体位性低血压者禁用，心力衰竭者慎用。

7.肾素抑制剂

此类药物为一类新型降压药，代表药为阿利吉仑，可显著降低高血压患者的血压水平，但对心脑血管事件的影响目前尚不清楚，需要大规模临床试验的评估。

二、慢性肾脏病高血压的注意事项

1.正确实施降压达标

降压治疗并达到目标水平，可以最大限度地降低高血压所致心脑血管病和肾脏病的发病率、致残率和死亡率，改善患者的预后。但是，用药时应注意：血压并非降得越低越好，目标血压应控制在（130～140）/（80～85）mmHg以下，蛋白尿大于2 g/24 h的肾病患者血压可适当更低。相关研究表明，舒张压低于70 mmHg，反而会使冠心病、心肌梗死发生率发生率增加，收缩压低于120 mmHg，心肌梗死也会显著增加，尤其在老年人中。因此，血压的目标阈值应以患者能够耐受、不会出现靶器官灌注不足表现为基本原则。血压也并非降得越快越好，大多数慢性高血压患者应在数周内使血压逐渐降至目标值，老年人、病程长或已有靶器官损伤或并发症的患者，降压必须和缓，以 2～3个月血压达标为宜。应尽量减少血压波动性，稳定血压。

2.个体化降压

根据患者的具体情况（年龄、病程、高血压程度、靶器官损害、并发症的临床症状和其高血压的发病机制），因人而异地制订降压方案，并且尽量选择具有肾保护作用的降压药：如ACEI和ARB可以阻断RAAS活化，具有良好的降压和肾脏保护作用，可作为CKD高血压患者的首选降压药；CCB降压作用可靠且稳定，不影响糖代谢和脂代谢，并有靶器官保护作用，合并有冠心病、心绞痛、周围血管疾病、动脉粥样硬化者可作为首选降压药，尤其适用于老年患者。CKD患者的高血压 80％为容量依赖性，可加用利尿剂等等。

3.合理应用降压药

（1）建议使用长效药物，1日1次，从小剂量开始，逐渐调整剂量。血压控制不良时应考虑联合降压。CKD患者常需2种以上降压药联合应用才能使血压达标。ACEI／ARB与CCB联合是临床常用合，如用药后仍未达标，可在此基础上加用利尿剂或α受体阻滞剂。强调降压治疗的同时要注意控制尿蛋白。

（2）注意降压药的药效学及药代动力学特点，高度警惕药物的副作用。CKD特别是肾衰竭患者有发生药物治疗副作用的高度风险，对降压药副作用的监测应比普通人群更频繁。应根据内生肌酐清除率、血肌酐水平来调整用药。

（3）给血液透析患者降压要注意容量负荷问题，注意调整患者的干体重，准确地制定每次透析的超滤量。要注意药物能否经透析清除，有些透析患者的高血压尤其是透析后明显高血压时要考虑到这一因素，必要时需透析后给予补充降压药剂量。注意透析患者的血压波动曲线。CKD高血压患者的血压波动曲线有相当大比例为非杓型，甚至反杓型，远远高于原发性高血压患者（10%～25%），这种现象在血液透析患者中更为明显。因此，应对患者实行24小时动态血压监测，对血压波动曲线发生改变者，为减少夜间血压波动并避免透析清晨给药出现的透析中低血压，建议此类患者抗高血压药物晚上服用为好。

（4）应该根据患者在家庭中自测的血压来调整降压药物。

（5）血压控制不理想时，尤其是顽固性高血压时，注意查找潜在的原因，容量负荷过重、降压药剂量偏低、联合用药不合理、应用可能影响血压的药物［如促红细胞生成素（EPO）、激素］、患者依从性差、血压测量不准，以及其他原因（钠盐摄入过多、肥胖、吸烟、嗜酒、精神压力等）。

第二节　治疗贫血的药物

肾性贫血是CKD常见的、伴随CKD进展呈进行性加重的并发症。随着CKD发病率的持续增长以及临床研究的深入，肾性贫血已经成为CKD患者管理的重要部分。2021年改善全球肾脏病预后组织（KDIGO）建议：肾性贫血治疗的Hb靶目标为Hb＞110 g/L，但不超过130 g/L。对于肾性贫血患者，应依据患者年龄、透析方式、生理需求及并发症情况个体化调整血红蛋白靶目标。治疗期间，医护人员应密切监测高血压、血栓栓塞性疾病、过敏、感染、肿瘤及心脑血管等并发症发生与变化，关注促红细胞生成素、铁剂等不良反应，并给予及时治疗。

一、肾性贫血的病因和诊断

肾性贫血是指由各类肾脏疾病造成的EPO减少和铁的相对或者绝对不足，以及尿毒症毒素物质干扰红细胞的生成和代谢而导致的贫血。诊断标准为居住于海平面水平地区的成年人，男性血红蛋白＜130 g/L，非妊娠女性血红蛋白＜120 g/L，妊娠女性＜110 g/L。肾性贫血多呈正色素、正细胞、低增生性，贫血程度与血EPO水平不呈正比。既往研究认为，除了EPO不足，肾性贫血的发生机制可能与血液循环中存在尿毒素诱导产生的EPO抑制剂、红细胞寿命缩短、营养不良伴发造血原料缺乏、慢性失血、微炎症状态、甲状旁腺功能亢进、溶血及潜在的血液系统疾病等因素相关。近年来，氧感知通路及抑制调控蛋白泛素化降解途径的发现，提高了对低氧诱导因子（HIF）反馈回路参与肾性贫血调控关键环节的认识。绝对铁缺乏及功能性铁缺乏在CKD患者中普遍存在，越来越多的研究表明，铁稳态的失衡可能是肾性贫血的主要原因。铁调素作为维持机体铁稳态的关键激素，过度表达会影响循环铁及贮存铁，包括饮食铁吸收减少、网状内皮系统铁阻滞、影响微炎症状态及感染等。而肾脏清除下降、铁剂应用、内源性EPO减少、炎症状态等因素可能是导致CKD患者铁调素水平升高的重要原因。

二、肾性贫血常见药物

1.红细胞生成刺激剂

用于治疗慢性贫血的基因药物包括重组人促红细胞生成素（rHuEPO）、EPO类似物和持续性红细胞生成受体激动剂，被统称为红细胞生成刺激剂（ESAs）。rHuEPO是临床上治疗肾性贫血的主要药物。此类药与红系祖细胞表面受体结合，促进红系祖细胞增殖、分化，释放入血进而转化为成熟红细胞。用于肾功能不全所致的肾性贫血、艾滋病或经治疗引起的贫血、恶性肿瘤伴发的贫血及风湿性贫血等，还可用于外科围手术期的红细胞缺乏、早产儿贫血。2012年KDIGO指南建议在开始ESAs治疗前应纠正一切可纠正因素，包括缺铁及炎症状态等，非透析的CKD贫血患者在血红蛋白<100 g/L时开始ESAs治疗要权衡利弊（2C）；CKD透析贫血患者应在血红蛋白90～100 g/L时开始ESAs治疗（2B）。2016年KDIGO会议报告再次强调要重视ESAs潜在的心脑血管事件、血栓栓塞及肿瘤风险。我国2018年专家共识推荐根据患者的血红蛋白水平、体重、临床情况、ESAs类型以及给药途径决定ESAs初始用药剂量。对于CKD透析和非透析患者，rHuEPO的初始剂量一般为每周100～150 U/kg，分2～3次注射，或10 000 U，每周1次，皮下或静脉注射（非血液透析患者一般皮下给药），初始治疗应避免第1个月内血红蛋白增幅超过20 g/L，如增速过快，则减量25%～50%，注意监测患者血压及机体铁状态。常见不良反应包括血压升高、心动过速、头痛、胃痛、水肿、疲乏、恶心、呕吐等。偶见皮疹、一过性脑缺血或脑血管意外。

2.铁剂

纠正缺铁可改善患者肾性贫血症状，提高对ESAs反应的敏感性，减少ESAs的剂量。随着对贫血管理的重视以及临床研究的深入，铁剂治疗的靶目标也发生了较大变化。我国2018年的专家共识指出，对于非透析的CKD及PD患者，应常规评估铁状态，至少每3个月1次，HD患者至少每1个月1次，在贫血治疗方案的起始、维持及停止时，应增加监测频率。对于贫血的CKD患者，出现转铁蛋白饱和度（TSAT）≤20%或（和）铁蛋白≤1×10^{-4} g/L（HD患者，≤2×10^{-4} g/L）应开始补铁治疗，推荐非透析患者可开始口服补铁，透析患者直接静脉补铁。铁剂治疗的目标值范围为，20%<TSAT<50%，1×10^{-4} g/L<血清铁蛋白<5×10^{-4} g/L（HD患者，2×10^{-4} g/L<血清铁蛋白<5×10^{-4} g/L）。接受静脉铁剂治疗的患者铁蛋白

原则上不应超过8×10^{-4} g/L。罕见变态反应，偶见头痛、恶心、腹泻、低血压、肝酶升高、呼吸困难、肺炎、咳嗽、瘙痒等，极少出现副交感神经兴奋、胃肠功能障碍、肌肉痛、风疹、四肢肿胀，在输液的部位发生静脉曲张及静脉痉挛。

3.缺氧诱导因子稳定剂（HIF-PHI）

缺氧诱导因子稳定剂（HIF-PHI）是一种缺氧诱导因子（HIF）脯氨酰基羟化酶抑制剂，通过抑制缺氧诱导因子脯氨酰基羟化酶，使HIF稳定存在或上调，临床上用于治疗贫血。HIF-PHI有效治疗CKD患者的肾性贫血；口服治疗可增加非透析CKD患者和PD患者治疗便利性。患者血红蛋白 < 100 g/L，可考虑给予HIF-PHI治疗；HIF-PHI治疗肾性贫血期间应监测铁代谢状态，需要时联合铁剂治疗；口服铁剂治疗多数患者可达到和静脉铁剂一样的效果。HIF-PHI治疗的血红蛋白靶目标参考ESAs，维持Hb ≥ 110 g/L，但不超过130 g/L。起始剂量按照患者体重，并结合患者既往使用ESAs剂量以及基础血红蛋白水平、铁代谢等多种因素确定，治疗期间应定期监测血红蛋白，根据血红蛋白水平调整剂量，维持血红蛋白稳定在靶目标范围内。目前的临床研究关于不良反应的报道有腹泻、恶心、鼻咽炎、外周性水肿、高钾血症、头痛及高血压、上呼吸道感染；已知的风险有心率出现非严重性加快；潜在的风险有红细胞生成过度、肝酶水平升高、急性胰腺炎。

4.输血治疗

近年的指南及共识在肾性贫血输血治疗的原则上基本达成一致：对于慢性贫血的 CKD 患者，尤其是适合移植的患者，应尽可能避免输注红细胞，以降低输血反应及移植物排异的风险。允许红细胞输注的指征包括：ESAs 治疗无效（如伴发血红蛋白病、骨髓衰竭、ESAs抵抗）；ESAs治疗的风险超过其获益（如增加恶性肿瘤复发或进展风险、既往脑卒中病史）；临床情况需要快速纠正贫血。美国红十字会等机构对肾性贫血患者输血治疗的血红蛋白阈值达成一致，即血红蛋白 ≤ 70 g/L。我国的专家共识更倾向于根据患者年龄、临床状态及贫血原因等因素进行界定。目前尚缺乏 CKD 患者输血治疗相关的终点研究，输血治疗需谨慎考虑，如必须输血应紧密监测如溶血、发热、过敏、急性肺损伤、移植物抗宿主病等输血反应。

三、肾性贫血用药管理原则

（1）肾性贫血患者治疗前应评估患者的贫血程度、生理需求、铁代谢状态、营养状态、炎症状态、透析治疗充分性以及感染、心脑血管、肿瘤等并发症或合并疾病的状态。

（2）根据评估结果确定合适的血红蛋白靶目标。

（3）ESAs/HIF-PHI及静脉铁剂治疗前应权衡获益与风险。

（4）依据评估结果确定合适的ESAs/HIF-PHI治疗剂量及给药方式；并定期监测血红蛋白，依据血红蛋白水平调整ESAs/HIF-PHI治疗剂量。

（5）依据上述评估结果确定合适的铁剂治疗剂量及给药方式；并定期评估铁代谢状态，调整铁剂治疗剂量。

（6）肾性贫血治疗期间，应密切监测高血压、血栓栓塞性疾病、过敏、感染、肿瘤及心脑血管等并发症发生与变化，关注ESAs/HIF-PHI及铁剂的不良反应，并给予及时治疗。

第三节　治疗矿物质和骨代谢异常的药物

一、慢性肾脏病矿物质和骨代谢异常的病因和诊断

慢性肾脏病矿物质和骨代谢异常（CKD-MBD）是由于肾功能减退导致钙、磷、甲状旁腺激素或维生素D代谢异常，最终导致骨转化矿化，骨强度异常和血管或其他软组织钙化，属于慢性肾脏病中的常见并发症。其在很大程度上增加了患者全因死亡率以及心血管死亡率，对其早期诊断与治疗有着重要的意义。但因我国对于CKD-MBD矿物质和骨代谢异常病症

的诊治水平较为落后，有着认知率低以及治疗不规范的情况。CKD-MBD的治疗应根据患者的具体指标，做出具有针对性的治疗方案，在临床治疗中，根据CKD-MBD的发展过程，患者常服用降磷药物（磷结合剂）、维生素D、钙敏感受体激动剂，使得患者各项指标均能达到目标，有效改善患者临床预后。

二、治疗慢性肾脏病矿物质和骨代谢异常常见药物

1.磷结合剂

磷结合剂主要分为三大类，第一类为含铝磷结合剂，如氢氧化铝，由于铝易在人体蓄积导致铝中毒，因此氢氧化铝目前已很少使用；第二类是含钙磷结合剂，如碳酸钙；第三类是新型的非铝非钙类磷结合剂，如碳酸镧、司维拉姆是高磷血症患者的新选择。然而在安慰剂对照试验中，这些磷结合剂都没有显示出可以降低临床硬终点。近年来，关于对比含钙磷结合剂与非铝非钙类磷结合剂治疗效果的临床试验层出不穷。一项研究比较了39例接受透析治疗的青壮年患者和60例年龄在20～30岁的健康人冠状动脉钙化的情况。结果显示在服用钙剂治疗的患者中冠状动脉钙化发生率更高，即含钙磷结合剂在降低血磷的同时显著增加动脉钙化风险。一项Meta分析对近年来的相关研究进行分析，发现这些临床研究虽然并没有考虑患者的死亡率，但是非铝非钙类磷结合剂仍然表现出一些显著的保护性作用，基于这些研究，KDIGO指南提出应限制含钙磷结合剂的使用。近年来研发了一种新型磷结合剂，铁结合剂，成为一种降磷治疗的新选择。除了降磷，这些结合剂还可以降低FGF-23和减少EPO和铁剂的需求的潜在益处。但是目前仍没有进行安慰剂对照试验，也没有进行比较疗效的临床试验来评估这些磷结合剂对临床疗效的影响，如对死亡率、心血管事件发性率或骨折风险等的影响。

2.维生素D

此类药物包括骨化三醇、帕立骨化醇、阿法骨化醇、维生素D_2、维生素D_3等。前三者属于活性维生素D，主要对甲状旁腺细胞的增殖起到抑制

作用，以减少甲状旁腺激素的分泌以及合成，是治疗甲状旁腺功能亢进的常用药。但是，活性维生素D的副作用会使得患者血钙以及血磷升高，促使骨外钙化，而过量使用此药物，会使得甲状旁腺激素水平偏低，从而有发生低转运骨病的可能。所以，对于发生了高钙、高磷以及甲状旁腺激素水平偏低的患者，应停止或减少活性维生素D的使用量。后两种药物则属于营养性维生素D，它们能够提高血清维生素D水平，有效改善患者免疫力较低的情况，避免血管钙化的发生，使得钙磷更易吸收，从而改善骨代谢，几乎没有什么副作用。

3.钙敏感受体激动剂

西那卡塞是拟钙剂，属于钙敏感受体激动剂，其与甲状旁腺细胞表面中的钙敏感受体所结合，从而起到对甲状旁腺激素分泌的抑制作用，降低血清甲状旁腺激素水平。西那卡塞则有着不依赖血磷水平，对高磷血症的甲状旁腺功能亢进的患者的治疗非常适合，原因是此类患者不能使用含有活性维生素D的药物。但需注意的是，西那卡塞最常见的不良反应为恶心和呕吐，其他不良反应还有：腹泻、肌痛、眩晕、高血压、无力、食欲减退、胸痛。服用过量可引起低钙血症，一旦患者的血钙水平低于1.8 mmol/L以下，就立即停止西那卡塞，并加用钙片和活性维生素治疗。

三、慢性肾脏病矿物质和骨代谢异常常见药物用药注意事项

（1）用活性维生素D时密切监测血钙、血磷、全段甲状旁腺激素以及钙磷乘积，因为用活性维生素 D 治疗前必须纠正钙、磷水平异常，使钙磷乘积＜ 55 mg/dL；

（2）当发现血磷升高时，应该积极控磷、降磷，从患者饮食入手，选择磷蛋白比值低的食物，选择合适的磷结合剂，选择辅料不含磷的药物。

（3）如果患者血钙＞2.54 mmol/L，应当使用不含钙的磷结合剂，存在

严重的高钙血症时需要停用活性维生素D，根据血钙水平选择合适的透析A液。

（4）告知患者应在夜间服用活性维生素D，因为此时肠道钙负荷最低。

（何茂芯、袁怀红）

第四章
心理行为干预

第一节　慢性肾脏病患者常见心理问题

CKD是全球最常见的慢性病之一，许多研究表明，它与社会和心理问题的增加密切相关，包括焦虑障碍，如广泛性焦虑障碍或惊恐障碍；抑郁障碍，如单向重性抑郁（重性抑郁障碍）和持续性抑郁障碍（恶劣心境）；神经认知障碍，如谵妄和痴呆。终末期肾脏病患者可能存在的其他精神障碍包括精神分裂症、物质相关和成瘾障碍。这些状况会影响患者生活质量，被认为是CKD患者常见的精神疾病。CKD患者伴有精神疾病可能破坏其治疗依从性，增加住院率、自杀率和全因死亡率。

一、焦虑

焦虑被描述为一个人在预感威胁情况时产生的恐惧、不确定性、无助感和恐惧的感觉。焦虑障碍包括急性诊疗性焦虑、广场恐惧症、广泛性焦虑障碍、惊恐障碍、社交焦虑障碍和特定恐惧症等。根据前瞻性、横断面观察性研究，患者的焦虑障碍和致焦虑性症状的发生率分别为19%和

43%。如血液透析患者可能害怕使用针头和血管通路套管插入。各种常见的医疗主诉可能是焦虑症的表现，包括心悸、震颤、消化不良、麻木/刺痛、紧张、呼吸急促、出汗和恐惧。因此，在诊断焦虑障碍之前，应先评估患者是否存在相关的一般躯体疾病（如心血管和肺部疾病）。值得注意的是乏力或注意力减退等焦虑症状可能与透析不充分的症状重叠。CKD患者焦虑障碍的诊断标准与一般人群相同。此外，透析患者的焦虑治疗通常包括标准的生活方式改变、心理治疗和用于一般人群的焦虑治疗药物。

二、抑郁症

CKD患者抑郁症与治疗依从性降低有关，也与住院率和死亡率增加有关，也可能与透析充分性无关。CKD患者抑郁症患病率大约是普通人群的3倍。一些研究表明，CKD患者患抑郁、痴呆和认知障碍的风险在逐年升高。慢性疾病增加了抑郁症的风险，因为它增加了经济负担，降低了生活质量，并损害了日常生活活动能力。根据筛查问卷调查，CKD患者的抑郁症患病率为26.5%，在与精神病医生的临床访谈中，CKD患者的抑郁症患病率为21.4%。CKD患者患抑郁症的危险因素是年轻、女性、黑人、低教育程度、低家庭收入、失业、高血压、吸烟、糖尿病和冠状动脉疾病。抑郁症和慢性疾病之间的双向联系已经被确认。自杀风险也在透析开始后的前3个月最高，此后逐渐降低。

三、神经认知障碍

神经认知障碍包括认知障碍、痴呆和谵妄。认知障碍包括一系列轻重程度不一的持续性认知和功能缺陷。CKD患者的尿毒症毒素和电解质紊乱、常见躯体合并症（如心血管疾病和糖尿病），还有经肾脏排泄的药物的毒性、神经退行性疾病，均与患者的认知障碍相关，但尚不清楚各因素对认知的损害程度。CKD患者相关的研究表明，在肾脏病早期、终末期肾病发病之前可能就出现了认知功能下降，并随着时间的推移逐渐进展。

对于透析患者，认知功能可能随透析的阶段不同而不同。如一项研究发现，透析患者整体认知功能在透析期间最差，在将要透析前和透析间歇日最好。

痴呆的特征是至少一个认知领域功能显著衰退，如执行功能（如计划、问题解决和行动）、学习和记忆功能、语言和社会功能，并损害了日常生活活动的独立性，以至于需要他人代为履职。CKD患者的痴呆主要类型包括：血管性痴呆、阿尔茨海默病（AD）、路易体痴呆、额颞叶痴呆。

谵妄是一种在短时间内（通常是数小时到数日）产生的注意力和意识障碍，伴有其他认知障碍（如记忆缺陷）。病史、体格检查和实验室检查结果表明，其原因包括全身性疾病、物质中毒/戒断以及药物不良反应。接受维持性透析治疗的患者容易发生谵妄，特别是老年患者。

第二节　心理评估及心理诊断

心理评估的基本概念：心理评估是指依据心理学的理论和方法对个体的心理过程、人格特征等心理品质及水平所做出的评定。其评定内容包括情绪状态、记忆、智力以及性格等。心理评估和心理干预是临床心理学的两大基本任务，心理评估还可以对心理干预的效果作出判定。

一、焦虑

焦虑障碍的特征为难以控制的过度、持续担忧，给患者带来显著痛苦或损害，在至少6个月的多数日子里发生。其他特征包括心理症状（如恐惧感和易激惹）和躯体症状（如疲劳加重和肌肉紧张）。

1.病史

评估焦虑患者的首要目标是鉴别焦虑的因素，并确定焦虑是否需要治疗。完成这些目标主要依靠病史。首先，应询问相应问题来评估症状的频率、特征和严重程度，以提高或降低对焦虑的怀疑程度。

如符合诊断标准，则评估既往精神障碍史，并排除其他可能引起焦虑的精神障碍。最后应询问躯体健康问题（如甲状腺疾病、哮喘）及其影响。应评估患者用药情况（如类固醇、支气管扩张剂），因其可能引起或加重焦虑，还应询问酒精及其他物质的使用或近期戒除情况。

2.特定患者的体格检查和实验室检查

如果疑似存在焦虑的躯体病因（如体重减轻、认知功能障碍、呼吸急促）或发病时间较晚（如＞50岁），应行一般体格检查和实验室检查以筛查基础躯体疾病。检查项目通常包括全血细胞计数、生化检查、血清促甲状腺激素、尿液分析、心电图（针对胸痛或心悸的40岁以上者）、尿液毒理学筛查。患者疑似存在焦虑的躯体病因时，应转给相应专科做进一步评估。

3.诊断标准

以成人广泛性焦虑障碍为例。其诊断依据包括：患者存在过度的焦虑和担忧，其在至少6个月的多数日子里发生，伴有躯体症状（肌肉紧张、易激惹、睡眠障碍），不能归因于物质的效应或其他躯体疾病，以及引起有临床意义的痛苦或者社会、职业或其他重要功能领域的损害。如果患者病情达不到成人广泛性焦虑障碍严重程度或持续时间的阈值，建议进一步评估，特别是存在显著痛苦或功能受损时。

在《精神障碍诊断与统计手册（第五版）》中成人广泛性焦虑障碍的诊断标准具体如下：

（1）在至少6个月的多数日子里，对许多事件或活动（如工作或学校表现）感到过度的焦虑和担忧（预期焦虑）。

（2）患者难以控制这种担忧。

（3）这种焦虑和担忧伴有下列6项症状中的至少3项（在过去6个月的多数日子里存在部分症状）（儿童只需满足1项）：①躁动或感到兴奋/紧张。②容易疲乏。③注意力难以集中或头脑一片空白。④易激惹。⑤肌肉紧张。⑥睡眠障碍，包括入睡困难、睡眠维持困难或睡眠不安宁、质量不理想。

（4）这种焦虑、担忧或躯体症状引起有临床意义的痛苦，或者对社会、职业或其他重要功能领域造成损害。

（5）这种障碍不能归因于某种物质（如滥用毒品、药物）的生理效应或其他躯体疾病（如甲状腺功能亢进）。

（6）这种障碍不能用其他精神障碍来更好地解释，例如惊恐障碍中对惊恐发作的焦虑或担忧、社交焦虑障碍（社交恐惧症）中的负性评价、强迫症中的被污染或其他强迫思维、分离焦虑障碍中与依恋对象的分离、创伤后应激障碍中创伤性事件的提示物、神经性厌食中的体重增加、躯体症状障碍中的躯体不适、躯体变形障碍中的自感外表缺陷、疾病焦虑障碍中的感到有严重疾病、精神分裂症或妄想障碍中的妄想信念相关内容。由于大多数焦虑症状并非成人广泛性焦虑障碍所特有，必须在诊断前排除其他焦虑障碍。

二、抑郁

抑郁可能是指：

（1）一种心境状态。可能是指表现为悲伤、绝望、焦虑、空虚、沮丧或无望的感觉；没有感觉；或者表现为流泪。抑郁（烦躁）心境可能是在遭受损失、失望或感到失败时的正常反应且有时为适应性反应，也可能是某种精神病理学综合征或其他躯体疾病的症状。

（2）一种综合征。即一系列症状和体征群，可包括抑郁心境。通常遇到的抑郁综合征包括重性抑郁、轻性抑郁或恶劣心境（持续性抑郁障碍）。

（3）一种独特的临床精神障碍。例如，重性抑郁综合征可出现在多种障碍中，包括单相重性抑郁（又称"重性抑郁障碍"）、双相障碍、精神分裂症、物质/药物所致的抑郁障碍，以及其他（一般）躯体疾病所致抑郁障碍。

1.评估和诊断

病史是评估的核心环节。应采集患者病史，通常还需家属或其他医生等他人补充病史。当考虑从其他途径获取信息时，必须意识到患者的隐私和知情同意方面的问题。确定当前抑郁症状出现的时间顺序，以及任何既往抑郁发作及其病程和治疗史。确定抑郁发作对患者职业和人际功能的影响。引出缓解或加重因素，包括应激生活事件以及社会或职业环境。处理共病（精神共病、一般躯体共病）。

2.自杀风险

医生必须专门询问所有抑郁患者的自杀观念和行为。任何阳性或模棱两可的回答均应提示采取以下措施：

（1）询问自杀观念的具体性质、自杀意图、自杀计划、自杀的可行方法和自杀行动。

（2）评估自杀危险因素，包括自杀企图既往史、精神共病和一般躯体合并症，以及自杀行为的家族史。

（3）根据风险水平制定安全计划以进一步评估和治疗，该计划可以是继续开展初级保健随访，也可以是到精神科门诊或急诊进行精神病学评估。

另外，如果临床病史或患者的表现提示有向他人施暴的风险，医生应询问杀人观念和行为。

3.一般躯体疾病

鉴于一般躯体疾病（涉及任何器官系统）及药物可能造成或促成抑郁发作，评估应涵盖所有当前的一般躯体疾病和既往严重的一般躯体疾病。在评估抑郁疾病可能的促发因素时，也应包括药物的使用情况和系统回顾。

一些研究对有一般躯体疾病患者进行的重性抑郁评估侧重于抑郁的5项心境及认知症状。

4.家族史

阳性家族史可能使特定障碍或自杀的风险增加，因此，应询问患者有关抑郁、自杀、精神病性症状（如，妄想和幻觉）和双相障碍的家族史。有双相障碍家族史提示患者目前发作的抑郁可能为双相抑郁。

5.社交史

社交史评估包括人际、职业或经济方面的应激源，以及出现临床表现的背景（可能影响治疗）；另外，通过社交史可识别可能的支持来源，这些支持可用于治疗。评估家庭功能常常有助于了解障碍出现的背景和家庭治疗的可能需求。

6.精神状态检查

精神状态检查通过观察有无抑郁征象来补充病史信息，抑郁征象包括心境、情感、认知（例如注意力、专注力和记忆）、精神运动活动、反刍思维过程、言语这些因素的改变，以及自杀想法。

7.体格检查

尽管体格检查筛查抑郁的益处尚未得到证明，但我们建议对有以下情况的患者进行体格检查：新发抑郁（尤其是社会心理背景或诱因不明者）、重度抑郁（特别是有忧郁特征或精神病性特征的患者）、治疗抵抗性抑郁以及患者存在慢性躯体疾病或具有此类疾病风险。应根据病史及系统回顾的指导，进行更加详细的体格检查。

8.实验室评估

对于有抑郁症状而无一般躯体症状和体征的患者，尚未证实实验室筛查的效用。然而，我们建议对以下情况进行有重点的检查：新发抑郁（尤其是社会心理背景或诱因不明）、重度抑郁（特别是有忧郁特征或精神病性特征的患者）或治疗抵抗性抑郁。通常开展的实验室筛查项目包括：全血细胞计数、血清生化检查、尿液分析、促甲状腺激素、快速血浆反应素试验、人绒毛膜促性腺激素（妊娠期），以及针对物质滥用的尿液毒理学筛查。

应根据病史、系统回顾和体格检查的结果安排其他实验室评估。对于存在慢性躯体疾病或躯体疾病发生风险增加的患者（包括年迈或居住于疗养机构的患者），以及存在自我忽视或物质使用障碍的患者，往往需要更广泛的检查，例如维生素B_{12}、叶酸和心电图。

神经影像学检查通常仅用于评估结果提示脑结构性疾病可能性较大的患者。此类情况包括体格检查发现神经系统定位体征，或者存在持续性认知损害。然而，也可对年龄较大的抑郁患者，尤其是晚年新发抑郁的患者进行神经影像学检查。

大多数评估抑郁症患病率的研究使用自我报告的测量方法，只有少数研究使用基于诊断和统计手册访谈的诊断技术。与使用基于"金标准"的访谈评估来诊断抑郁症的研究相比，使用自我报告问卷的研究的抑郁症患病率通常更高。在CKD患者中尤其如此，问卷调查发现综合抑郁症患病率为39.3%，而基于访谈的研究确定患病率为22.8%。然而，贝克抑郁量表（BDI）和16项抑郁症状快速量表被认为是CKD患者抑郁症状的准确测量工具。

9.抑郁症状及其背景评估

访谈工作如下。

确定存在抑郁症状：①一天中多数时候存在抑郁心境。②对所有或大部分活动缺乏兴趣或乐趣。③失眠或睡眠过多。④体重显著减轻或增加（如一个月内变化5%），或者几乎每天都有食欲增加或减退的情况。⑤有他人可观察到的精神运动性迟滞或激越，几乎每天如此。⑥疲劳或精力不足。⑦注意力集中、思考或决策的能力下降。⑧感到无价值，或者过分或不恰当地感到内疚。⑨反复出现死亡想法或自杀观念，或者有自杀企图。

在多数日子里、在一天中多数时候出现的持续（例如至少2周）抑郁心境可见于多种疾病。

三、神经认知障碍

常见的神经认知障碍有以下几种。

轻度认知功能障碍（MCI）是一种介于正常认知与痴呆的中间临床状态。虽然正常衰老过程中常见特定的细微认知改变，但越来越多的证据提示，某些形式的认知功能障碍可视为神经退行性疾病（最终可导致痴呆）的早期表现。

痴呆是一种以认知功能减退为特征的疾病，可累及一个或多个认知领域，如学习和记忆、语言、执行功能、复杂注意力、知觉运动功能和社会认知功能。这种缺陷必须是相比既往功能水平下降，并严重到足以干扰日常功能和独立性。老年人最常见的痴呆类型是阿尔茨海默病（AD），占60%～80%。

在全球范围内，随着人口老龄化，痴呆的总体疾病负担正在逐渐增加。医生应具备相关知识以检测认知功能障碍并询问功能减退情况，以防漏诊AD及相关疾呆。

1.病史

必须有家属或其他熟知患者的人提供患者认知和行为改变的详尽病史。患者的用药史尤其重要；应明确患者是否使用过损害认知的药物（包括处方药和非处方药，如镇痛药、抗胆碱能药、精神药物和镇静催眠药）。常规病史、精神疾病史和社会生活史也可提供相关信息。

痴呆起病隐匿，所以患者和知情者往往不确定症状的发生和进展情况。对患者和知情者有帮助的问题包括，"您在何时第一次注意到失忆？"和"从那以后失忆的进展情况如何？"在患者已经不能驾驶或管理财务时，疾病往往已存在数年了。

日常活动评估也可提供认知障碍的证据，尤其是在知晓患者基线时能完成哪些活动的情况下。工作和教育史有助于确定基线情况；了解患者目前参与处理财务、社区和社会活动、驾驶及其他家务的情况有助于评估患者目前的表现。

临床面谈能让检查者与患者建立和谐关系。直接明确的测试可能引发测试焦虑和表现焦虑，而在面谈期间建立的舒适度可能减少和减轻这种焦虑。在检查和随访时，家属应在场。解释检查结果时，应与患者眼神交流并与其直接对话，避免直接与家属对话。告知家属"在我与患者谈话时，请仔细听"可让他们知道他们也需要了解这些信息。

鉴别诊断引导的提问也很有帮助，包括有无视力或运动功能丧失、震颤、平衡力差、跌倒、行走困难、尿失禁、显著的人格改变、行为障碍、幻视、睡眠异常和饮酒过度。

2.认知功能检测

有认知问题的患者应接受仔细的精神状态检查。认知和行为评估用于区分正常表现与多种不同情况引发的异常表现。评估可明确分为3个层级：使用筛查工具如简易精神状态检查量表（MMSE）、扩展性精神状态检查和正式的神经心理测试。评估的范围应取决于患者或家属提出的主诉。

简易精神状态检查量表、蒙特利尔认知评估量表（MoCA）及其他针对痴呆的简明筛查试验的汇总敏感性为75%～92%，特异性为81%～91%。通常这些工具可评估多个认知领域，但不包括心境或思维内容评估。

认知功能轻则常常需要进行更详细的精神状态测试，例如，当筛查结果与病史不符时，以及由于语言障碍、身体缺陷或教育水平而导致观察到的缺陷不确定时。

值得注意的是心境改变和思维内容异常都对认知功能有很大影响，因此，这类评估往往应联合简明痴呆筛查。

临床评估中不能仅凭某项测试的评分较低就诊断痴呆，虽然认知功能测试有助于量化认知障碍的类型和严重程度，但诊断评估的最重要部分是采集详细病史，包括知情者（如配偶或成年子女）的看法，并应尽量避开患者单独与知情者面谈。若病史和精神状态检查结果相符，则强烈提示痴呆的诊断。病史提示认知功能障碍而精神状态检查正常时，可能的解释包括轻度痴呆、智力或受教育程度较高、抑郁或者（罕见情况下）知情者陈述失实。相反，精神状态检查提示认知功能障碍，但家属和患者都否认存在任何问题时，可能的解释包括急性意识模糊状态、智力或受教育程度非常低或者家属识别不足。一些人对诊断痴呆感到羞耻，必须解决不愿意承认此病况的问题。

当患者病情难以判断时，进行神经心理评估（心理测量学检查）可能有帮助；一段时间后（例如，9～12个月）再次临床评估往往准确。

3.痴呆标准

虽然痴呆有多个定义，但《精神障碍诊断与统计手册》的定义为临床实践中痴呆的概念提供了合理框架。根据《精神障碍诊断与统计手册（第五版）》，痴呆又称为重度神经认知障碍，其诊断标准包含以下内容：

（1）从病史和临床评估中得出证据表明，至少在以下一个认知领域中存在明显的认知障碍：①学习和记忆。②语言。③执行功能。④复杂注意力。⑤知觉运动功能。⑥社会认知功能。

（2）这种认知功能障碍必须为获得性，且相比既往功能水平明显下降。

（3）认知缺陷必须干扰到患者日常活动的独立性。

（4）功能障碍并不只发生于谵妄发作过程中。

（5）不能用其他精神疾病（如重性抑郁障碍和精神分裂症）更好地解释该功能障碍。

第三节　心理治疗

心理治疗一般是基于心理学原则的人际治疗。具体治疗往往视患者个体或团体而定，以帮助处理精神障碍、问题或不利情境。

虽然目前有各种名称的心理治疗，但大多源自一些基本的类型。每类心理治疗往往具有相似的解释模式和操作技术，但当用于新的疾病或人群时，常常会加以调整并可能重新命名。下述心理治疗的疗效已在针对特定人群和疾病的临床试验中得到不同程度的检验：①认知治疗和行为治疗。②心理动力学治疗。③人际心理治疗。④动机性访谈。⑤辩证行为治疗（DBT）。⑥支持性心理治疗。⑦家庭治疗。

注：心理治疗联合药物有时更有效。

一、认知治疗和行为治疗

认知治疗和行为治疗可单独使用，也可联用，联合使用时被称为认知行为治疗（CBT）。认知行为治疗常常包括教育、放松训练、暴露治疗、应对技巧训练、压力管理或自信训练。

在认知治疗中，治疗师帮助患者识别和纠正歪曲的、适应不良的观念。行为治疗借鉴了学习原则来促进症状减轻和功能改善，通过学习、反复暴露于某种刺激而降低反应以及其他机制来实现改变。聚焦的刺激可能为真实的或想象的。

认知行为治疗效果最好的患者通常有很高的积极性，并且重视解决问题的方法，因为治疗需要患者学习自我观察的技能。患者学习认知和行为技能，并在治疗过程中和治疗之外不断练习。

认知行为治疗是多种精神障碍的循证治疗，包括抑郁、广泛性焦虑障碍、创伤后应激障碍、惊恐障碍、进食障碍、物质使用障碍和强迫症，也是一些躯体问题的循证治疗，例如失眠、吸烟、腰痛。

二、心理动力学治疗

心理动力学治疗主要依赖于发展患者的自知力。心理动力学治疗的依据在于儿童期的经历、以往未得到解决的冲突以及过往的人际关系会显著影响个体当前的生活状况。成人的人际关系是开始于儿童期的潜意识模式的衍生物。心理动力学治疗以改善功能为目标，揭示人际关系、冲突和欲望的潜意识模式。心理动力学治疗适用于一些精神障碍，包括抑郁、神经性厌食和人格障碍。

三、人际心理治疗

人际心理治疗解决引起心理问题的人际困难。人际心理治疗的重点在于个人人际生活的4个问题领域：对失去的悲伤、人际冲突、角色转换和人际交往技能匮乏。人际心理治疗是一些精神障碍的循证治疗，包括抑郁和进食障碍。

四、动机性访谈

动机性访谈用于初级保健机构和精神卫生机构，是一类鼓励患者改变适应不良行为的心理治疗。其由认知行为模式和行为转变阶段模式衍生而来，力图帮助患者识别和改变这些行为，并根据患者所处的行为转变阶段来匹配相应策略。动机性访谈的要素包括：

（1）表达共情。

（2）帮助患者发现其问题行为与更广泛的个人价值观之间的差异。

（3）接受患者对改变的抗拒。

（4）强化患者的自我效能（即患者对自己能克服障碍并成功改变的信心程度）。

动机性访谈的强度可以变化，但有效的模式为访谈总时长约60分钟，分1～5次进行。动机性访谈得到越来越多的应用，现已用于治疗物质使用障碍，促进改变生活方式（如减肥、戒烟），以及鼓励患者坚持复杂的治疗（如心力衰竭的自我管理）。当患者改变的动机不强时，其常用作其他干预的循证辅助手段。

五、辩证行为治疗

其在精神卫生机构被用于治疗有严重情绪调节问题的患者，主要是边缘型人格障碍患者。辩证行为治疗包括技能训练、正念练习以及密切监测并干预可能发生的危机。辩证行为治疗的频率一般高于一周1次，并且按需在治疗间期保持联系。

六、支持性心理治疗

支持性心理治疗或咨询广泛用于临床，例如帮助患者应对疾病、解决危机或暂时性问题，以及保持乐观或希望。尽管具体方法有所差异，但大多数模式均强调治疗师应传达出感兴趣和共情的态度；支持性治疗也包括指导医疗服务、给出建议、尊重、赞扬和/或鼓励。

七、家庭治疗

家庭治疗是家庭成员一起参与的治疗。其目的是关注家庭系统并帮助解决家庭问题及治疗个人精神障碍。

家庭治疗试图纠正家人之间扭曲的沟通和受损的关系，以帮助包括精神障碍患者在内的整个家庭。家庭治疗非常复杂，它不单是一种治疗形式，也是将家庭视为潜在变革推动者的系统式治疗方向。

（杨玉洁）

第五章

慢性肾脏病合并症的康复

第一节　合并心力衰竭的康复

一、概述

心力衰竭（HF）为心脏收缩功能和舒张功能无法正常运行，从而导致静脉回心血动作无法正常完成，无法将血液充分排出，造成静脉系统存在严重血淤表现，并且导致动脉系统内灌注流量不充足，进而产生心脏循环障碍严重综合征。慢性心力衰竭会导致肾脏血流灌注减少，通常合并肾功能不全，表现出心肾血流动力学障碍，加重心力衰竭症状，可进一步发展为肾衰竭，形成恶性循环。

近年来，CKD已成为全球性的公共卫生问题。HF是CKD患者常见的并发症，也是CKD患者主要的死亡原因之一。美国肾脏数据系统（USRDS）2021年度报告指出，CKD合并HF患病率约24.9%，且随着患者肾功能的减退，HF患病率逐渐升高，CKD 4～5期高达38.6%。对于CKD 4～5期合并HF患者，2年生存率仅为36.4%。中国肾脏疾病数据网络（CKNET）2016年度报告指出，CKD患者住院期间HF的患病率为16.91%，与单纯CKD患者相比，CKD合并HF患者的院内死亡率升高约5倍。

针对慢性心力衰竭合并肾功能不全患者，积极有效的治疗非常重要。基于药物治疗的运动康复治疗可以有效增加患者运动耐量，增加细胞氧化酶活性，提高机体有氧代谢能力，从而改善患者心肺功能。传统观念认为，严格限制患者参与体育锻炼可以保护患者的心脏功能，减轻心肌缺血。现代康复理念认为，适当的运动康复有利于改善运动耐量、心脏和肾脏功能，并纠正心力衰竭和改善患者生活质量，降低死亡率和再住院率，减轻患者家属和社会的经济负担。

二、康复治疗

慢性HF的康复治疗是在标准HF药物治疗的基础上，采用运动训练、心理支持、健康教育和饮食生活习惯等为主的综合康复治疗。目前，大量的研究证明运动康复治疗可显著改善HF患者的运动耐量、生活质量，并降低病死率和再住院率，减少患者家庭和社会的经济负担。

1.运动康复治疗

运动康复治疗是康复医学的重要组成部分，同时也是使病、伤、残患者恢复身心健康和机体功能的一种重要方式。针对心力衰竭患者来说，通过适当运动训练，能改善患者的临床症状。因为运动康复治疗对白细胞介素、肿瘤坏死因子、基质金属蛋白酶含量等炎性递质有调节作用。同时运动康复治疗也能调节与运动相关的肌肉组织结构、线粒体氧化酶活性以及肌细胞钙离子通路。

相关临床研究表明，运动康复治疗不仅仅改善了患者体能、疲乏和生活质量状况，心慌、气促、心悸症状同样随之减轻，各类心功能指标趋向稳定、好转，并且可以促进患者局部血流量提高，增加心输出量，使左室舒张功能得到明显改善，进而改善患者心功能，提高其运动耐量和机体功能，促进体力恢复，改善生活质量运动康复方案可参考表3-5-1。

表3-5-1　2周运动康复内容安排

日期	运动内容
第1~2天	病情平稳后开始床上被动活动（肢体和翻身），2次/天
第3~4天	床上腿部运动（主动活动脚、踝、膝关节）
第5~6天	椅子疗法，在帮助下床坐沙发或直背椅子10~30分/次，1~2次/天，逐渐增加
第7~8天	床上肢体活动（主动活动胸、肩和上肢）
第9~10天	医疗体操（活动肩、颈和双上肢）
第11~12天	平地步行100~200 m，2次/天
第13天	平地步行500 m或上、下楼1层，2次/天
第14天	平地步行1 000 m或上、下楼2层，2次/天
第15天	6分钟步行实验

2.其他康复治疗

（1）营养支持。积极改善营养，提高机体抵抗力，纠正贫血。指导患者进食低盐、低脂、低嘌呤、低磷、高生物效价、优质蛋白质饮食，限制水分摄入以避免容量负荷过重。

（2）心理治疗。定期和持久的运动康复可以促进患者建立生活信念，产生积极的心理效应和良好的情绪，减少焦虑、抑郁、恐惧等负面情绪，并帮助疾病恢复。

（3）大便通畅。保持大便通畅，如果出现便秘，应遵医嘱使用通便剂。提倡坐位大便，避免大便时过分用力，增加心脏负荷。

（4）日常生活。训练患者缓慢上下楼，每上一级台阶可稍事休息，避免出现不适症状。可以做一些日常家务劳动，但要循序渐进，逐步提高活动量。

三、健康教育

（1）对于CKD患者，水钠平衡是降低HF风险和缓解HF症状的关键。每日测定体质量以早期发现液体潴留非常重要。

（2）向患者和家属讲解CKD合并心功能不全的危险因素，药物治疗的作用及运动的重要性。

（3）在选择食物时，应注意选择低盐、低脂、清淡、易消化的饮食，严禁暴饮暴食或吃得过饱，以少食多餐为宜。

（4）运动应根据患者的病情、体质及年龄等情况量力而行、循序渐进。适当的运动可以提高患者独立生活能力和生活质量，减少住院次数和时间。

第二节 合并呼吸功能障碍的康复

一、概述

呼吸功能障碍一般是指肺通气和/或肺换气功能障碍，以致动脉血氧分压（PaO_2）低于正常范围，伴或不伴二氧化碳分压（$PaCO_2$）升高。严重者伴有一系列临床表现，称为呼吸衰竭。临床常规体格检查是呼吸功能评价的基础，指夹式脉搏血氧饱和度监测可用于筛查中、重度呼吸功能障碍。此外，还可以采用动脉血气分析、睡眠呼吸监测、力学、影像学和电生理手段对呼吸功能进行定量评价。

二、康复护理措施

（一）改善并保持呼吸道的通畅

1.体位

患者采取坐位或半坐卧位，有利于肺的扩张。

2. 指导患者进行有效咳嗽

咳嗽是呼吸系统的防御机能之一，应教会患者正确咳嗽的方法，其方法：首先进行5~6次深呼吸再吸气后保持张口，然后轻咳一下将痰咳出至咽部，再迅速将痰咳出。对咳嗽无力患者定时帮助拍背，使指关节微屈，手呈复碗状，从肺底由外向内，由下向上轻拍，以震动气道边拍边鼓励患者咳嗽。以促进痰液的排出，降低反复感染的风险。

（二）呼吸功能锻炼

1. 放松练习

患者采取卧、坐或站体位，放松全身肌肉，有利于气急、气短症状的缓解。

2. 缩唇呼吸训练

缩唇呼吸训练可延缓呼气气流压力降低，提高气道内压力，促进肺内残气排出，进一步促进患者肺功能恢复，纠正异常的呼吸模式。

3. 腹式呼吸训练

可有效扩大胸腔容积，进一步改善在呼吸机下患者出现的不协调的浅促呼吸。

4. 缩唇—腹式呼吸

缩唇—腹式呼吸通过自身模拟外源性PEEP，使外源性PEEP来"对抗"内源性PEEP，减少大气道、小气道、肺泡的压力阶梯差，从而降低了气流进入气道的阻力，提高潮气量，改善肺泡气体分布，同时减少功能残气差，减少耗氧量。

5. 呼吸训练

坚持呼吸功能的锻炼可稳定病情，改善肺功能。缩短和胸、腹肌呼吸动作的配合，是最常用方法，患者先深吸气，伴随腹肌放松，然后通过缩短呼气，同时加强腹肌收缩，以增加呼气量。锻炼的时间及次数，根据患者的身体状况循序渐进，量力而行，使肺功能基本保持稳定，降低肺部感染率。

6.适当的四肢运动训练

适当的四肢运动训练可改变相应的肌肉结构，此时，肌细胞氧传送功能和氧代谢功能也会随之提高，延迟运动后肌体出现的无氧代谢，血乳酸水平也随之下降，由此减低运动中呼吸困难的症状。

（三）肺康复训练

肺康复属于一个长期、循环的过程，包括心理支持、营养干预、教育以及运动训练等诸多内容。肺康复训练可有效提高冠脉血流量，增加冠状动脉血流灌注，增强呼吸肌耐力，促进气体有效交换，促进机体氧合能力提高。通过有效的呼吸康复训练，患者自身气道阻力可随着外周阻力的增加而增加，能够有效缓解患者呼吸衰竭现象，将病情发展延缓，促使肺部通气功能增强。

（四）营养支持

营养管理基于对患者营养状态的定期评估及饮食管理。每1～3个月对患者进行一次营养评估，评估项目包括生物化学指标、人体测量参数以及饮食摄入评估。

（五）心理认知干预

CKD合并呼吸功能障碍患者常出现焦虑、抑郁等心理问题，直接影响康复效果。可采用群体干预的形式，患者之间相互支持、共同训练、自由交流信息，重新激发患者对生活的兴趣，促使其转移情志和恢复社会角色功能，提高其生存质量，尽早回归社会。

三、康复健康教育

（1）告知患者气候转变时应注意增减衣物，避免受凉，预防感冒。

（2）告知患者戒烟，并注意避免接触空气中其他刺激物质。

（3）制订相应的运动锻炼计划，量力而行，循序渐进。

（4）给予患者高能量、高蛋白质、高维生素易消化的饮食，少食多餐，避免食用辛辣、油腻的食物。

第三节 合并糖尿病的康复

一、概述

（一）定义

糖尿病（DM）是一组由多病因引起的以慢性高血糖为特征的代谢性疾病，是由胰岛素分泌和（或）作用缺陷所引起。长期碳水化合物以及脂肪、蛋白质代谢紊乱可引起多系统损害，导致眼、肾、神经、心脏、血管等组织器官慢性进行性病变、功能减退及衰竭。糖尿病肾病是糖代谢异常引起的肾小球硬化症，是全身微血管病的一种。

饮食管理、药物、运动等综合康复措施可以有效地帮助糖尿病患者维持血糖稳定，减少并发症，提高生活质量。

（二）治疗原则

CKD合并糖尿病的基本治疗方法包括血糖管理、血压管理、饮食疗法和生活习惯的纠正。

二、康复护理措施

1.饮食治疗

目标是控制体重在正常范围，控制血糖在理想范围。①饮食合理、定时、定量，早、中、晚各占1/3，对于注射胰岛素或口服降糖药的CKD患者，可少食多餐，保证血糖不产生太大的波动。②营养均衡，保证每日摄入总能量满足正常生理需求，每日摄入食物中可包含谷类、肉类、蔬菜、水果、奶制品，但CKD患者避免摄入高钾食物。为防止便秘，每日膳食纤维摄入量不宜少于40 g。③低盐饮食，以清淡饮食为原则。随着肾功能逐渐下降，限制钙、磷的摄入也很重要。

2.加强日常生活护理

保持皮肤清洁，穿棉质内衣裤，勤换洗，避免使用碱性肥皂，特别注意保持口腔清洁、会阴部清洁，皮肤瘙痒时避免搔抓，以免抓破导致感染。

3.药物指导

主要包括口服降糖药或胰岛素的治疗，应做好用药指导，包括药物主要作用、服药时间、药物主要不良反应，教会患者识别低血糖症状及应急处理措施。

4.运动指导

可改善患者胰岛素的敏感性，改善血压和血脂情况，使血糖得到较好的控制。

（1）运动疗法作为糖尿病治疗的主要方法，可改善2型糖尿病中肥胖患者的高血糖、高血压、胰岛素抵抗和血脂异常等情况，可预防糖尿病并发症。

（2）CKD患者的运动耐量随着肾功能障碍加重而逐渐下降，如果没有需限制运动的心血管疾病、视网膜病等肾病以外的禁忌证，主要推荐进行有氧运动降低体重，抗阻运动增加肌力。

（3）运动方式。适用于糖尿病患者的训练是低至中等强度的有氧运动。CKD合并糖尿病的患者适合平地快走或步行、太极拳、体操、自行车及轻度家务劳动等低强度运动。

（4）运动强度。运动量是运动方案的核心，运动量的大小由运动强度、持续时间和运动频率三要素决定。适合于糖尿病患者运动的靶强度相当于50%～60%最大摄氧量或70%～80%的最大心率。最大心率可通过运动心电图获得，无条件做运动实验时可用下述公式推算：运动靶心率=安静心率+安静心率×（50%～70%），或靶心率=170－年龄（岁）。

（5）运动时间。通常从10 min开始，逐步延长为30～40 min，其中可穿插休息时间，但达到靶心率的时间以20～30 min为佳；运动的频率以每周运动3～4次最适宜；每日的运动时间应根据患者的实际情况决定，注意与饮食、药物治疗相互配合，一般以餐后运动为宜，但应注意避开药物作用的高峰期。

（6）特殊情况。对于血液透析患者，透析后不能立即训练，非透析日可以进行适当的训练。

5.心理护理

CKD合并糖尿病患者早期可能产生怀疑和否认的心理，部分患者会出现焦虑和恐惧的心理状况，应帮助患者了解糖尿病基本知识，耐心倾听，给予患者充分的理解、支持和鼓励，让患者积极主动配合治疗，缓解心理障碍。

三、康复健康教育

（1）通过健康教育规范患者的生活行为习惯，养成良好的饮食习惯，可以更好地达到血糖控制的目的。

（2）健康教育应针对患者病情，向患者及家属讲解糖尿病是一种终身疾病，使患者对本病有正确的认识，了解其危害程度.

（3）向糖尿病肾病患者讲解长期坚持饮食治疗的意义、目的、重要性和具体措施，从而减少和延缓并发症的发生和发展，降低住院率，减少药物用量。

第四节　合并肾性骨病的康复

一、概述

肾性骨病是CKD患者的常见并发症，是慢性肾脏病矿物质和骨异常中骨重建和代谢异常的病理状态，通过影响骨转化、矿化以及皮质和小梁结构，增加了骨折风险。肾性肾病的发病原因包括钙磷及维生素D代谢紊乱，甲状旁腺激素水平异常，酸碱失衡等。肾性骨病的主要临床表现有骨质疏松、骨关节疼痛、病理性骨折、软组织及血管钙化等，并且严重影响患者的生活质量。

二、肾性骨病的主要发病机制

1.钙磷代谢调节障碍

肾功能衰竭早期，钙磷代谢调节出现障碍，血钙减少，尿磷排出减少，血磷升高，引起甲状旁腺增生，甲状旁腺激素（PTH）分泌增加。PTH作用于骨骼释放Ca^{2+}，代偿性调节血钙水平。随着肾功能衰竭的进一步发展，患者代偿能力下降，高血磷、低血钙、高PTH水平使骨钙进一步释放，最终导致纤维性骨炎。

2.甲状旁腺功能亢进

肾功能衰竭早期即出现甲状旁腺增生及血PTH水平增高，其程度与肾功能衰竭严重程度相关。继发性甲状旁腺功能亢进，引起一系列骨内、骨外病变。

3.维生素D代谢障碍

肾功能衰竭时，皮质肾小管细胞内磷水平明显增加，抑制1，25-二羟维生素D_3合成，促进骨矿沉积与肠钙吸收作用减弱，持续性低钙血症及腹膜透析患者维生素D水平下降均导致骨矿沉积减少，引起骨软化症，同时肠钙吸收能力减弱，血钙下降，继发甲状旁腺功能亢进，引起纤维性骨炎。

4.铝中毒

铝在骨前质与矿化骨之间沉积，与骨胶原蛋白形成交联组合，破坏骨重建的感应效能，使破骨细胞与成骨细胞数目减少，酸性磷酸酶和碱性磷酸酶活性降低，抑制骨形成与降低骨矿化水平。

5.代谢性酸中毒

CKD患者易出现代谢性酸中毒。代谢性酸中毒可直接刺激骨钙释放，增加PTH对骨钙的敏感性。代谢性酸中毒可促进骨盐溶解，使更多的磷释放到细胞外液。代谢性酸中毒也可抑制肠道对钙、磷的吸收，干扰1，25-二羟维生素D3的合成，抑制骨对PTH的抵抗作用。代谢性酸中毒还可抑制成骨细胞功能，增强破骨细胞活动，使骨吸收增加，促进低转换型肾性骨病的发生。

三、康复护理措施

1.心理护理

护理人员应加强与患者的沟通，及时了解患者生活和精神状况，给予正确的指导。

2.饮食护理

高钙、低磷、低优质蛋白质饮食是纠正慢性肾功能衰竭患者钙磷代谢紊乱的有效措施。控制磷的摄入，主要是控制肉和乳制品的摄入，摄入量≤800 mg/d，以保护肾功能，延缓肾功能衰竭的发展。同时采用低优质蛋白质饮食，减少豆类及豆制品、杂糖、坚果类等食物的摄入。

3.用药指导

保持正常血钙水平：①治疗过程中定期检测血钙、血磷水平，以防钙磷乘积过高，引起软组织及其他器官的转移性的钙化。②防止和纠正甲状旁腺功能亢进、甲状旁腺增生，减少PTH的分泌，控制血PTH水平，减少由PTH水平升高引起的心血管事件的发生率与死亡率。③活性维生素D是治疗继发性甲状旁腺功能亢进的重要药物，维生素D的应用也有利于继发性甲状旁腺功能亢进所致的其他脏器损害的好转。

4.户外运动

遵循循序渐进、量力而行以及持之以恒的原则，选择阳光充足的地方进行运动，以利于钙的吸收。运动方式可选择散步、打太极拳等，减少因跌倒引起骨折的风险。

四、健康教育

患者可通过限制饮食中磷的摄入，应用磷结合剂纠正高磷血症，防治肾性骨病。低血钙者要补充钙剂。有甲状旁腺功能亢进者，在控制血磷的基础上可以考虑给予1，25-二羟维生素D_3治疗，用药过程中应密切检测血钙、磷及全段甲状旁腺激素（I-PTH）水平，I-PTH的目标值为

150～200 pg/mL（正常参考值为10～65 pg/mL，但尿毒症患者维持正常的骨转化需要比正常人高的I–PTH水平），同时避免高血钙和转移性钙化的发生。

第五节　合并脑卒中偏瘫的康复

一、概述

脑卒中即脑血管意外（CVA），又称卒中，是指突然发生的、由各种血管源性病因引起局限性或全脑功能障碍，且持续时间超过24 h或引起死亡的临床综合征。脑卒中国际指南提出脑卒中恢复期是进行康复训练的黄金时间，此期患者病情稳定，意识清楚，其各项功能也在恢复中，可应用各种康复技术促进功能恢复。同时该类患者存在明显的神经损伤，肢体活动受到限制，需要借助辅助器具或在他人帮助下才能正常地生活。CKD合并脑卒中的康复需要兼顾两种疾病的特点，采取综合干预措施，包括营养、药物、心理、健康教育等方面。康复目的是控制基础疾病，促进受损功能恢复、减少残疾的影响以及预防复发，提高患者日常生活的参与能力，改善生活质量，加速脑卒中康复的进程。

偏瘫是脑卒中患者最常见的一种功能障碍，研究表明，此类患者如不能保持正确体位、早期没有进行运动功能锻炼，极易导致关节挛缩变形，这对患者的肢体功能和生活质量将造成严重影响，并给患者家庭带来巨大的精神和经济压力。

二、康复护理措施

脑卒中最易出现的并发症是偏瘫、肢体活动障碍，尤以上肢为著，一旦发病，恢复缓慢且困难，而精细动作的恢复往往需要更长时间，故脑卒中患者康复期的功能锻炼越来越受到人们的重视，其中尤以上肢和手的功能锻炼为主。

1.早期介入

一般建议在患者生命体征平稳，神经系统症状不再进展48 h后介入康复治疗。早期康复可以最大限度地保留患者残存的功能，预防由制动或失用引起的失用综合征。并且早期康复可减少肌肉萎缩、肩关节半脱位、肩-手综合征、关节挛缩畸形和足下垂、内翻等常见并发症的发生率。

2.饮食护理

饮食护理主要包括个体化营养评估、营养诊断和制订相应的营养干预计划。在制订CKD合并脑卒中患者饮食方案的同时，要充分考虑脑卒中患者的特点，脑卒中后吞咽功能障碍发生率较高，易引发营养不良。

3.运动指导

运动的主要目的是提高患者的心肺功能和体力活动能力，改善生活质量。运动指导内容主要包括：运动形式、运动强度、运动时间、运动频率及运动时的注意事项。

4.轮椅技能训练

椅技能训练有助于患者肌力的恢复，对脑卒中偏瘫患者的康复有重要意义。轮椅技能训练作为康复运动的一种方式，对脑卒中偏瘫患者病情恢复有很大的好处，在训练过程中，可消耗体内大量的能源物质，不断促进体内能源物质的合成，提高骨骼肌的抗疲劳能力，通过持续训练，提高肌肉力量和关节灵活性，有助于肢体运动功能得到改善，提高生活自理能力，促进患者恢复社会活动，继而提高其生存质量。

5.心理护理

脑卒中患者因肢体瘫痪、自理能力下降或工作能力丧失，自我认同感大幅度降低，面对挫折或困难时常产生挫败感。只有帮助患者克服负性情绪，使其主动参与康复训练，通过努力付出行动，追求自我价值，不断战胜自我，才能提高康复疗效，实现身心共同康复。

三、健康教育

由于康复期长、康复机构病床紧张、家庭经济负担过重等原因，脑卒中患者不能长期住院，在病情稳定及功能恢复达到一定程度后，大多回家继续治疗和康复。家庭康复是社区康复的一种重要形式，家庭康复需要家属参与、家庭支持，社会支持能提高脑卒中患者的生活质量。

（1）教育患者主动参与康复训练，并持之以恒。

（2）指导患者有规律地生活，合理饮食，戒烟戒酒、充足睡眠，动静结合，保持大便通畅，鼓励患者日常生活尽量自理。

（3）为了减少患者室内活动的事故隐患，室内结构及装备应进行适当的调整：①门应保证一定的宽度，去除门槛。②去除走廊上的障碍物，以确保轮椅的自如进出。③如果家里有楼梯，两边均应设有扶手，并可将楼梯的第一级和最后一级涂上不同颜色，便于有视觉障碍的患者活动。④家中的各种开关、插座等都应设置在适当的高度，以便坐轮椅的患者使用。⑤浴室和厨房也需要调整。

（4）提高患者及家属对疾病的认知水平，把对患者的帮助降低到最低限度，鼓励患者积极主动参与日常生活活动。

（5）由于脑卒中患者的康复训练是长期的、艰苦的，因而坚持不懈是至关重要的。

（王　雪）

第六章

慢性肾脏病患者血管通路维护

第一节　血管通路的建立

一、血管通路选择的一般原则

血液透析是一种治疗方法，它将患者的血液从体内引出，通过过滤、透析等一系列治疗，将其中的毒素排出，最后再引回患者体内。在这个过程中，连接机体与透析机的管道装置被称为血管通路。建立良好、无菌且畅通的血管通路是进行有效血液透析治疗的重要前提。因此，血管通路是血液透析患者的"生命线"，是进行血液透析的前提条件。

自体动静脉内瘘（AVF）具有并发症发生率低、远期通畅率高、死亡率低等特点，因此国内外有关血液透析血管通路的指南与专家共识均将其作为维持血液透析患者建立血管通路的首选。目前我国大部分地区的统计数据显示，AVF是我国维持性血液透析患者的主要血管通路类型。第二位的血管通路类型是带隧道和涤纶套的透析导管（TCC），而移植物动静脉内瘘（AVG）所占比例最低。根据2019中国血液透析用血管通路专家共识，推荐AVF占比大于80%，TCC占比小于10%。

随着透析技术的普及和发展，维持性血液透析患者的寿命不断延长。意味着透析患者需要反复建立血管通路以适应持续治疗的需求。这一需求随着糖尿病肾病、高血压和老龄化患者数量逐年增多以及AVF成熟不良等挑战日益凸显。这些因素都使得自体动静脉内瘘的建立变得越来越困难。因此，各种AVG、TCC及无隧道和涤纶套的透析导管（NCC）等血管通路开始被采用，但这些血管通路使用起来并不令人满意，其费用高、并发症多、开放时间短。越来越多的资料显示，血管通路问题导致的住院时间和治疗费用正在急剧增加。

因此，在建立血管通路时，应该充分评估患者的全身情况和血管状况，并根据患者的具体情况选择适合的血管通路。对于临时或短期血液透析治疗患者，可以选择临时中心静脉导管作为血管通路；而对于预计需要长期血液透析治疗的患者，则应选择长期血管通路（包括AVF、AVG和TCC）。一般来说，对于长期维持性透析患者，推荐选择AVF，并至少在透析导入前2~4周完成构建；对于血管条件较差、难以完成AVF构建的长期维持性透析患者，推荐选择AVG或TCC；对于合并慢性心力衰竭的长期维持性透析患者，推荐选择TCC；对于急性肾损伤患者，根据预测需要的血液净化时间，推荐选择无隧道和涤纶套的透析导管（NCC）或TCC。值得注意的是，患者有权选择最终的血管通路。医护人员应该向患者及其家属充分解释各种血管通路的优缺点，并告知患者适合的血管通路类型。

为了保持血管通路功能的长期稳定，我们需要从建立血管通路的初始规划和实施开始，这包括保持内瘘内膜光滑的规范缝合，使端侧吻合与端端吻合时形成面向近心端的U形自然弯曲血管通路，以及选择合适的中心静脉导管位置。此外，我们还需要有计划、规律与规范地进行内瘘穿刺操作与保养，以及进行中心静脉导管连接的无菌操作和合理抗凝。随着内瘘血管经皮腔内治疗技术的发展，特别是球囊辅助成熟（BAM）技术的应用，我们现在有了新的方法来保持血管通路功能的长期稳定。此外，在使用这种技术时，我们需要严格把握适用范围，并考虑治疗效果与成本的比值，同时确保获得患者或家属的知情同意。

一条有效的透析用血管通路应该具备以下条件：①血流良好，能够满足各种血管通路的基本要求。采用临时性中心静脉导管透析时血流量应至少达到200 mL/min，而永久性血管通路（比如AVF或AVG）血流量应至少达到250 mL/min。为了达到这一要求，动静脉内瘘需要有足够的自然血流量。当AVG的自然血流量小于600 mL/min，或AVF的自然血流量小于500 mL/min时，需要进行早期干预。②建立血管通路操作简单，手术成功率高，使用方便，可重复使用且耐用。③血管通路安全可靠，长期通畅率高，对患者心功能、凝血等影响较小。

二、血液透析血管通路分类

血管通路通常分为临时性血管通路和永久性血管通路两种。临时性血管通路能迅速建立并立即使用，包括直接穿刺法和NCC置管术。而永久性血管通路能够在一定时期反复使用，并保证有效的体外循环血流量，包括AVF、AVG和TCC。

直接穿刺法是一种建立血管通路的方法，包括动脉–静脉和静脉–静脉直接穿刺。通常选择足背动脉、桡动脉作为动脉端，选择肘正中静脉、头静脉、股静脉或足背静脉作为静脉端，从而建立血管通路。但是，这种方法有一些缺点。由于直接穿刺法的穿刺针不能留置，每次透析都需要重新穿刺。反复穿刺容易损伤血管，影响以后内瘘的制备，并且容易出现局部出血或血肿等并发症。因此，现在这种方法已很少应用。

故本节内容主要介绍NCC、TCC、AVF、AVG。

三、中心静脉导管置管术

（一）无隧道和涤纶套的透析导管置管术

无隧道和涤纶套的透析导管（NCC）适应证包括：①急性肾功能衰竭患者。②因药物过量或中毒需要进行血液透析和血液灌流的患者。③腹膜透析出现并发症需要血液透析临时过渡治疗的患者。④需要长期透析患者，但动静脉内瘘尚未成熟或者内瘘失去功能需要建立临时性血管通路的患者。

根据患者情况选择单腔、双腔、三腔导管，临床以双腔导管最为常用。导管置入的部位主要包括颈内静脉、股静脉和锁骨下静脉。常用中心静脉导管材料包括聚四氟乙烯、聚氨基甲酸酯、聚乙烯和硅胶等。不同部位的置管深度不同。在颈内静脉和锁骨下静脉置管时，导管尖端应位于上腔静脉与右心房连接处上方1~2 cm处。对于右锁骨下和右颈内静脉，置入导管长度不应超过15 cm。在股静脉插管时，应将导管插入下腔静脉，成人需插入19~30 cm，以确保血流量充足且减少渗血的发生率。插管长度短于20 cm会导致再循环率很高。

1.经皮颈内静脉置管术

经皮颈内静脉置管术有其优点和缺点。它的优点包括颈部易于保护，不易发生感染，留置时间相对较长；容易压迫止血；血栓形成及狭窄的发生率较低。但它也有缺点，如穿刺技术要求高，对气管插管有影响，不够美观。

首选右侧颈内静脉插管。根据穿刺点的不同，分为前、中、后三种路径，其中以中路进针法最为常用。中路位于胸锁乳突肌的胸骨头和锁骨头形成的三角顶点。患者取头低足高位，头部向对侧偏转45°。穿刺针与皮肤呈30°~45°，进针深度一般为1.5~3 cm，肥胖者为2~4 cm。通常置管深度男性为13~15 cm，女性为12~14 cm。

2.经皮股静脉置管术

经皮股静脉置管术有其优点和缺点。它的优点包括操作简单，不易导致严重并发症。但它也有缺点，如易污染，感染率较高；不易固定；下肢活动受限。

患者仰卧，屈膝，大腿外旋外展45°。穿刺点选择腹股沟韧带下方2~3 cm，股动脉内侧0.5~1 cm处。针头与皮肤呈45°刺入，方向与下肢长轴平行进针。导管长度为19~20 cm。

3.经皮锁骨下静脉置管术

经皮锁骨下静脉置管术有其优点和缺点。它的优点包括不易感染，可保留较长时间；活动不受限制；舒适，易固定，不影响美观。但它也有缺点，如穿刺技术要求高，血栓和气胸发生率高。

由于锁骨下静脉插管导致锁骨下静脉狭窄的发生率较高，因此作为血液透析用血管通路现已很少使用。

4.导管并发症

中心静脉置管的并发症可分为术中并发症和术后并发症。术中并发症指在手术中发生的与穿刺置管相关的并发症，包括误穿至动脉、出血、局部血肿、气胸、血胸、导管尖端异位、空气栓塞和心律失常等。这些并发症可能危及生命，需要紧急处理，必要时拔管。相比股静脉、颈内静脉置管穿刺更容易成功。在误穿至动脉的发生率方面，股静脉的误穿动脉率较高。颈内静脉在血肿形成方面的发生率较高。股静脉置管还能导致生腹膜后血肿，局部血肿压迫处理即可，但腹膜后大血肿需要外科处理。

术后并发症指置管至少24 h后发生的并发症，主要由于导管长期留置于血管内引起的。主要包括中心静脉狭窄、导管功能不良、血栓栓塞及导管相关性血流感染等。这些并发症易影响患者透析的充分性。为减少这些并发症的发生，应尽早拔除不再需要的留置导管。预期需要4周以上血液净化治疗的患者，应选用TCC代替临时性血管通路。

（二）带隧道和涤纶套的透析导管置管术

1.TCC的适应证

TCC适用于以下情况的患者：①需要进行动静脉内瘘/移植物动静脉内瘘成形术或内瘘尚处于成熟期，但因病情需要应起始血液透析且无法等待4周以上者；②处于肾移植前过渡期者；③预期生命有限的终末期肾病患者；④无法建立自体或人工血管移植物动静脉内瘘且无法或不接受腹膜透析或肾移植者；⑤内瘘血流量不能满足透析处方要求者；⑥建立内瘘可能加重或诱发心力衰竭者。

2.TCC的禁忌证

TCC没有绝对禁忌证，只有相对禁忌证。这些相对禁忌证包括：①手术置管部位的皮肤或软组织存在破损、感染、血肿或肿瘤等问题；②患者不能配合，不能平卧；③患者合并难以纠正的严重出血倾向；④患者存在颈内静脉解剖变异或严重狭窄；⑤既往预定插管的血管有血栓形成史、外伤史和血管外科手术史。

3.置管的部位

在选择置入隧道式导管的中心静脉时，应该优先考虑右颈内静脉，然后是右颈外静脉、左颈内静脉、左颈外静脉、锁骨下静脉或股静脉。只有确定右侧颈部静脉资源耗竭或右侧置管无法完成时，才使用左侧颈部静脉留置导管。尽管锁骨下静脉留置隧道式导管在某些方面相对于股静脉导管具有优势，如较低的感染风险和较好的舒适度，但如果患者未来可能需要建立上肢动静脉内瘘通常不推荐使用锁骨下静脉，以降低中心静脉狭窄的风险。在这种情况下，应该谨慎选择导管的位置，以保护患者的未来血管通路选项。

4.中心静脉留置导管的并发症

留置TTC的并发症主要包括插管时并发症和后期并发症。插管时并发症和临时性导管的并发症相同，处理方法也相同。但后期并发症处理方法则不同，临时性导管发生后期并发症时多数予以拔除导管处理，而TTC往往是患者最后的血管通路，因此导管相关性感染及导管功能不良仍是导致导管拔除的主要原因。如果TTC出现失功、破损或者导管腔内感染及血行播散性感染无法治愈，则需要进行导管更换。

（1）导管相关性感染。导管相关性感染有很多种，包括导管细菌定植、导管出口感染、导管隧道感染、导管相关性菌血症或败血症（也称为导管相关性血流感染）以及导管相关迁移性感染。其中，导管相关迁移性感染包括细菌感染性心内膜炎、化脓性关节炎和骨髓炎等。

导管出口感染是指距离导管出口2 cm以内的感染，可以通过局部消毒、使用抗生素软膏或口服抗生素来治疗。导管隧道感染是指距离出口2 cm以上的感染，表现为皮肤红、肿、热、痛，可能会有积脓，患者可能会有发热等全身症状。如果涤纶套以上近心端的导管发生感染，需要积极抗感染治疗，并在72 h内不能控制时拔除导管。一般情况下，不会在原位更换发生隧道感染的导管，除非排除了静脉入口部位的感染。同时需要使用有效的抗生素治疗1～2周。

　　导管相关血流感染通常是由导管腔内或血管内部分感染扩散到血液中造成的菌血症或败血症。患者常在血液透析开始后30 min左右出现畏寒、寒战和发热等全身症状，发热可超过40℃。少数患者可能会出现延迟发热。患者的临床症状与感染的细菌数量和毒力有关。

　　处理导管相关性感染的方法包括先进行血培养和管腔内容物培养，以确定感染的细菌种类；在药敏结果出来之前，通常会使用广谱抗革兰氏阳性球菌药物进行抗菌治疗；如果抗菌治疗无效，应及时拔除导管。不建议在未经治疗的情况下直接拔除感染的隧道式导管，以免损失透析通路。

　　预防导管相关性感染的方法包括严格遵守无菌操作原则，清除鼻腔葡萄球菌等隐匿部位的带菌状态，避免将TTC用于非血液净化用途，例如采血、输液等。当没有使用导管适应证时，应及时拔除导管。这些措施旨在减少导管相关性感染的风险，保护患者的健康。

　　（2）导管功能不良。外国的指南建议，如果导管的血流量不足300 mL/min或者血泵的流速达到300 mL/min，同时动脉端的压力低于-250 mmHg或者静脉端的压力高于250 mmHg，就可以认为导管功能不良。我国的专家共识认为，中国人的体重一般比较轻，所以导管的血流量不足200 mL/min或者血泵的流速达到200 mL/min，再加上动脉端的压力低于-250 mmHg或者静脉端的压力高于250 mmHg，或者导管的再循环超过10%，或者特别瘦弱的患者或儿童患者的血流量低于体重的4倍而不能进行有效透析，也可以认为导管功能不良。

　　导管出现功能不良的原因有很多，早期主要是导管扭曲或放置不合适（比如太深或太浅）、贴在血管壁上等。晚期多是导管里面或周围有血栓或纤维蛋白鞘，或者静脉变窄等。血栓或纤维蛋白鞘是最常见的问题，可以用尿激酶或组织纤溶酶原激活物（t-PA）来溶解它们。国内一般用尿激酶，我国专家共识建议采用5 000～10 000 IU/mL的尿激酶，亦有文献推荐采用50 000 IU/mL的尿激酶溶栓，效果还不错，但可能有并发症。国外一般用t-PA，效果也不错，而且并发症比尿激酶少。

（3）中心静脉狭窄。反复中心静脉置管及长时间留置中心静脉导管可引起中心静脉狭窄，这可能是因为导管经常刺激中心静脉的内膜，使内膜受损或者感染，从而引发血管内膜增厚。中心静脉狭窄的主要症状有：导管的血流量不够、溶栓无效，插管侧肢体进行性水肿，表浅静脉扩张以及再次插管困难等。如果是上腔静脉狭窄或堵住了，就会导致双上肢、颈部、头部肿起来，胸壁上也会有静脉曲张。要诊断中心静脉狭窄，主要要做一些影像学的检查，比如血管造影（DSA）、螺旋CT、血管造影（CTA）及磁共振血管成像（MRA）等，可以看出狭窄的地方和程度。如果深静脉狭窄程度≥50%，就需要治疗。治疗的方法主要有经皮血管成形术（PTA），或者PTA加支架治疗，以及开放手术。

（4）中心静脉血栓。中心静脉血栓表现形式可能是部分或完全阻塞，或者在导管周围形成附壁血栓。通常在诊断时，血管已经被阻塞。血栓形成可能没有任何症状，也可能表现为插管侧肢体水肿、静脉扩张、呼吸困难和静脉置管困难等。

（5）导管破损。导管在皮肤外面的部分可能会出现破损，有时是因为导管用了很久，被磨损了，有时是因为医务人员用针头或其他锐器不小心划伤了。

5.导管封管技术

封管溶液的推注量一定要严格按照导管上标记的导管腔的容量，这对于手术后和有出血的患者用了无肝素透析后的封管更是重要。

（1）普通肝素封管。用普通肝素溶液封管的时候，建议用浓度为10 mg/mL的普通肝素溶液，因为浓度太高的肝素容易引起出血、血小板变少和产生生物膜的可能。高凝患者可以用浓度更高的肝素溶液，甚至用肝素原溶液。

（2）低分子肝素封管。如果患者对普通肝素有不良的反应，可以用低分子肝素溶液封管，一般推荐的浓度是：1 000~1 250 U/mL。

（3）枸橼酸钠封管。如果患者有活动性出血、出血倾向严重、对肝素过敏或者有肝素诱导的血栓性血小板减少症患者，可以用枸橼酸钠溶液封管，浓度可以是4%~46%，一般推荐使用4%。存在血小板减少的患者最好用枸橼酸钠封管。

6.导管的使用和维护

①医护人员要戴好口罩和手套才能操作导管（同时也要求患者戴上口罩）。②定期换新的敷料，看看导管缝线是否脱落，导管口是否有血液、脓液渗出或红肿，皮肤周围是否有破损、裂开或过敏的现象。③严格保持无菌操作，尽量不要让开放的导管长时间暴露在空气中；严格消毒，导管动静脉连接的地方要用碘伏/安尔碘或其他消毒剂擦拭。④消毒导管口两遍后，用两个5 mL的注射器分别抽出导管里面的肝素封管液，抽出的量要比导管腔的容量多0.2～0.3 mL。⑤透析结束后，按照常规消毒导管口，用20 mL的生理盐水分别冲洗导管动脉端和静脉端的管腔，再往动、静脉导管腔里面推注相应导管腔容量的肝素封管液。⑥抗凝剂封管液的量要看管腔的容量而定，在往管腔里注入肝素封管液的同时马上夹住导管，让导管腔内保持正压状态，然后拧紧无菌的肝素帽，用无菌敷料包好导管外面的部分并固定好。肝素帽要在下次透析之前换掉。⑦保持导管覆盖处敷料干净、干燥，如果要洗澡，要先用无菌敷贴把导管和皮肤出口处封好，防止淋湿后感染，洗完澡后及时换新的敷贴。⑧如果是股静脉放置导管的话，患者要减少运动，如果是颈内静脉、锁骨下静脉放置导管的话，运动不受限制，但也不能运动太剧烈，以免拉扯到导管，如果导管滑出来了，要立即压住局部止血，并立即去医院看医生。

四、自体动静脉内瘘成形术

1.定义及概述

AVF是通过外科手术，把患者的外周动脉和浅表静脉连接起来，让动脉里的血液直接流到静脉里去，使静脉变得像动脉一样，满足血液透析需要的血流量、血管直径及深度便于血管穿刺，从而建立血液透析体外循环。对于终末期肾功能衰竭的患者，2019年中国血管通路专家共识第二版推荐创建AVF作为首选的血管通路方式。

2.适应证及禁忌证

对于肾功能严重下降、CKD4期的患者，K/DOQI指南建议要及时教育他们如何进行肾脏替代治疗，并保护好前臂或上臂的静脉，不要让它们被针头、穿刺针、锁骨下静脉置管或放置PICC等损伤，以便制作血管通路。AVF要在透析前6个月就做好。2021版血液净化标准操作规程建议当患者的GFR降到25 mL/min 或血肌酐升到352 μmol/L时，就要考虑做AVF。对于老年人、糖尿病、系统性红斑狼疮或其他器官功能不全的患者，要更早一些。如果患者需要做AVG，就要等到透析前3～6周再做。

AVF绝对禁忌证包括：①心脏功能太差，左心室的血液泵出能力只有正常人的 30%以下。②四肢靠近身体的大静脉或中心静脉有问题，严重狭窄、有血栓或者周围的病变影响血液回流。③患者前臂 ALLEN 试验阳性，禁止行前臂动静脉内瘘端端吻合。

AVF相对禁忌证包括：①预期患者存活时间短于 3 个月。②心血管状况不稳定，心力衰竭没有控制好或者血压太低的患者。③手术部位有感染。④同侧锁骨下静脉放了心脏起搏器导管。⑤凝血功能有严重问题没有纠正。

3.自体动静脉内瘘的血管选择

选择血管部位的时候，要遵循一个原则，就是先从上肢开始，再考虑下肢；先从离心脏远的地方开始，再考虑离心脏近的地方；先从不常用的那一侧上肢开始，再考虑常用的那一侧上肢。

常用的配对血管包括腕部自体内瘘（桡动脉–头静脉，尺动脉–贵要静脉）、前臂转位内瘘（桡动脉–贵要静脉转位，肱动脉–贵要静脉转位，肱动脉–头静脉转位）、肘部自体内瘘（肱动脉–头静脉，肱动脉–肘正中静脉，肱动脉–贵要静脉）。AVF推荐静–动脉端侧吻合。前臂腕部桡动脉–头静脉是最常用的，可显著降低窃血综合征的风险，保留了桡动脉入路的好处，减少了高流量血管入路对心脏的影响，同时利用了肘窝的很多静脉出路的可能性。

4.术前评估

（1）血管条件。2021版血液净化标准操作规程建议，选择静脉的时候，要看它的直径是否≥2.5 mm，而且它所在的那一侧肢体靠近心脏的深静脉和（或）中心静脉没有明显狭窄、血栓或者周围组织病变。选择动脉的时候，要看它的直径是否≥2.0 mm，选择上肢部位的时候，要注意不要选同侧有心脏起搏器的地方，选择前臂端端吻合术式的时候，要注意患者同侧肢体的掌动脉弓是否完整。

（2）病史评估。进行病史评估时，需要注意了解以下几个方面：①了解患者惯用哪只手，如果血管条件允许，尽量选择另一只手，不影响患者生活。②了解患者是否存在可能因血管通路导致心力衰竭加剧的严重充血性心力衰竭病史。③了解患者是否存在外周动脉或静脉插管病史，因为插管可能损伤了相应的血管。④了解患者是否有糖尿病史。⑤了解患者是否使用过止血药物或者有高凝状态，因为这会导致血管通路堵塞。⑥了解患者是否有过血管通路疾病史，因为这可能会减少可用部位并增加通路再次失败的风险。⑦了解患者是否有过上肢、颈部、胸部的手术或外伤史，因为这可能引起与之相关的血管损伤，限制了可行的通路点。

（3）物理检查。造瘘之前要仔细检查静脉系统，比如在肘部绑上止血带，让患者反复握拳几次，看看头静脉、贵要静脉是否充盈，血管管径的粗细、走向、分支情况，摸摸血管弹性情况以及有没有闭塞等情况。判断桡动脉和尺动脉之间的距离，然后用记号笔画出血管走行。了解动脉搏动情况，摸摸桡动脉和尺动脉的搏动。其中Allen试验是用来检查手掌动脉弓是否通畅以及术后是否会有缺血的可能，如果手掌动脉弓不通畅，说明尺动脉和桡动脉的交通支堵住了，就不能用桡动脉做内瘘端端吻合，否则会有导致手指缺血坏死的风险。

（4）影像学检查。对于身体比较胖，浅表静脉看不太清楚的患者，可以用彩色多普勒超声检查，帮助了解血管走行、管径大小、分支情况、血流速度以及有无狭窄等情况。

（5）血管吻合方式。AVF的血管吻合方式包括静脉–动脉端侧吻合、侧侧吻合、端端吻合，推荐端侧吻合方式。AVG血管吻合方式主要是移植物与自体血管端侧吻合。

5.术后处置

为了保护内瘘，术后应注意以下几点：①根据患者的凝血情况和血压水平，选择合适的抗凝药物，如阿司匹林、氯吡格雷或低分子肝素，用法、用量要个体化，避免出血。②术后要经常检查内瘘的震颤和杂音，及时发现和处理血栓。③将内瘘手术侧的肢体稍微抬高，有助于缓解水肿。④按时换药，不要给内瘘施加压力，10～14天后拆除缝线。⑤注意内瘘手术侧的姿势和衣袖的松紧，避免压迫内瘘。⑥内瘘手术侧不要做输液、输血或抽血等操作。⑦内瘘手术侧不要测量血压，术后两周内不要使用止血带。⑧术后24小时内，可以适当做一些手部和腕部的运动，促进血液循环，预防血栓。

6.内瘘的使用和维护

（1）增强手术侧肢体锻炼。①术后一周内，如果伤口没有异常，可以每天用内瘘手多次做捏球或捏圈的动作，每次持续3～5 min。②术后两周内，可以在内瘘手的上臂绑上止血带或血压表袖套，然后做握拳或握球的动作，每次持续1～2分钟，每天重复10～20次。

（2）评估内瘘成熟情况。内瘘的成熟一般需要 4～6周的时间。如果术后8周内静脉没有充分扩张，血流量<500 mL/min，透析血流量不够（排除穿刺技术的影响），则说明内瘘没有成熟好或发育不好。如果术后3个月还没有成熟，则说明内瘘手术失败，需要考虑介入治疗或重新建立内瘘。建议用超声检查来评估内瘘的成熟程度。

（3）穿刺针选择。①开始使用内瘘时，应选用细的穿刺针（17G或16G），并用较低的血流量（200～250 mL/min），减少内瘘的损伤。②使用内瘘几次后，可以换用粗的穿刺针（16G或15G），并在患者能够承受的情况下，适当提高血流量（250～350 mL/min）。

（4）穿刺顺序。内瘘的穿刺要有规律，一般从内瘘的远端到近端，按照阶梯式的顺序穿刺（推荐绳梯式穿刺法），然后再从远端开始，如此循环。应避免在同一位置反复穿刺，穿刺点应离吻合口 3～5 cm 以上。动脉和静脉的穿刺点之间至少有5 cm的距离。

（5）穿刺血管选择。在第一次穿刺内瘘时，要先看一下内瘘血管的走向，然后用手指去摸一摸穿刺的血管壁是厚是薄、是硬是软、是深是浅，还要摸一摸内瘘是否通畅。如果内瘘通畅，触诊有明显的震颤，听诊正常的内瘘杂音是收缩期与舒张期并存的双期、低调、持续杂音。为减少血液再循环，动脉穿刺点和静脉穿刺点避免在同一条血管上面。

（6）日常保护。告诉患者内瘘手术侧的肢体不要承受重物、睡觉时不要让内瘘手术侧的肢体受到压力。透析前要把手臂洗干净，透析后当天不要让穿刺的地方沾水，防止感染。每天要检查一下内瘘是否通畅、静脉是否有震颤和血管杂音，如果震颤变弱或没有了，要马上告诉医生，及时处理。如果有假性动脉瘤，要用弹性绷带保护，避免意外破裂。透析结束用弹力绷带压迫15～30 min，不见渗血、出血，才可松开弹力绷带。根据患者的情况，如抗凝剂应用、血红蛋白、血小板水平等，从而预估动静脉内瘘止血时间，防止内瘘被压太久或没按压够时间导致流血。指导有能力的患者自行指压动静脉内瘘，少用弹力绷带止血，防止应用弹力绷带止血引起的动静脉内瘘的过度扩张和血栓形成。

7.并发症与处理

（1）血管狭窄。血管狭窄是某些部位的血管内膜变厚，AVF血管狭窄常见于血管的吻合口和穿刺处。有条件的话，可以用经皮血管腔内成形术或放支架来扩张血管；也可以手术修复狭窄或重建内瘘。

（2）血栓形成。血栓形成是动静脉内瘘最常见的并发症，也是导致内瘘功能丧失的主要原因。血栓形成的原因有很多，包括：①血管本身的问题，如血管硬化、纤细、弹性差、狭窄等，常见于老年人、糖尿病患者、反复穿刺者等。②手术操作的问题，如损伤血管内膜、血管痉挛、吻合口过小、静脉流出道不畅等。③局部因素的问题，如术后包扎过紧、局部出血或血肿压迫吻合口、体位不当或压迫术侧肢体、静脉注射高渗药物等。④全身因素的问题，如低血压、透析中低血压反应、脱水或腹泻导致血容量不足、感染或高凝状态等。⑤内瘘使用不当的问题，如过早使用、穿刺后压迫不当、包扎过紧或压迫时间过长等。⑥动静脉内瘘术后的问题，如动脉血流刺激静脉内皮增生、肥厚和纤维化导致血管狭窄，吻合口部位形成涡流促使纤维蛋白和血小板沉积，促红素应用后使红细胞压积增加等。

血栓形成导致血管通路狭窄或闭塞。动静脉内瘘的血管处触及时会疼痛，震颤和杂音会变弱，抽出的血液会变成暗红色，血流量会不够。这些都是血管通路被部分堵住的信号。如果血管通路被完全堵住了，震颤和杂音就会消失不见。

血栓形成后，可以用药物或手术的方法来解除血管通路的阻塞。在血栓形成的24 h内，可以用注射药物的方法来让血栓溶解，常见药物是重组组织型纤溶酶原激活剂和尿激酶。此外，也可以用取栓术来去除血栓，这种方法的成功率很高，但是最好在血栓尚未机化前之前做取栓术。常用的取栓术有Fogarty 导管取栓术和手术切开取栓术，如果血栓很短、直径小，可以用经皮血管腔内成形术进行球囊扩张和碎栓来通畅血管。

（3）感染。AVF感染的发生率最低，据报道为5%～10%，最常见的病原菌是金黄色葡萄球菌。长期透析患者伴有的免疫功能缺陷、局部感染病灶、反复穿刺、无菌操作不严、个体卫生习惯不良是感染常见原因。感染多发生于内瘘附近部位皮肤，出现红肿热痛等表现。

内瘘感染时，应注意以下几点：①感染的地方不能穿刺，手臂要固定好。②根据病原微生物的检测结果，使用抗生素，一开始可以用万古霉素加上一种头孢类或青霉素类药物，然后根据药敏结果调整抗生素的使用；第一次内瘘感染要治疗至少6周。③极少数情况下需要马上做外科手术。

（4）内瘘动脉瘤。内瘘动脉瘤是内瘘手术后过了几个月或几年，吻合口的静脉流出道扩大，隆起于皮肤表面，还有搏动的感觉，这叫动脉瘤，也叫真性动脉瘤。动脉瘤里面的血管是连着的，进口和出口都是血管。大部分情况下，扩大的血管是静脉动脉化，一般直径超过 3 cm。血管比较表浅、局域穿刺或静脉高压是主要诱因。

动脉瘤的预防和处理包括以下几个方面：①防止瘤样扩张的血管继续扩张，避免在动脉瘤上穿刺，以免破溃和感染。②对于静脉流出道的动脉瘤，应该处理狭窄部位，可采取血管成形术。③如果必要，可以切除血管瘤并重新吻合血管，重建内瘘。④对于旁路搭桥手术，可以使用聚四氟乙烯（PTFE）血管。但要避免在瘘管穿刺部位放置支架。

（5）假性动脉瘤。假性动脉瘤是一种由于外伤、感染或穿刺造成的血管壁局部破口，导致出血并形成血肿。血肿壁机化后会与内瘘相通，同时伴有搏动。因此，假性动脉瘤也被称为波动性血肿。

假性动脉瘤的形成原因包括：①行透析内瘘反复穿刺或血管介入治疗。②穿刺针扎破内瘘血管或旁边的动脉。③穿刺时患者不配合，紧张或肢体动作多。④穿刺术后压迫时间不够或压迫位置不准确。

假性动脉瘤的预防和处理包括以下几点：①穿刺时要准确找到内瘘的位置，不要穿刺太深，特别是肱动脉附近的地方。②内瘘介入治疗后要按照正确的方法压迫血管。③合理使用抗凝药物。④内瘘穿刺透析时，要教育患者不要让穿刺肢体乱动，避免剧烈咳嗽、打喷嚏。⑤密切观察局部血肿和患者血压的变化，假性动脉瘤一般需要手术治疗。

（6）心力衰竭。如果内瘘的吻合口过大（内径超过1.2 cm），且患者存在贫血、高血压或其他心脏病或心力衰竭等问题，就容易发生心力衰竭。心力衰竭的症状包括心悸、呼吸困难、心绞痛、心律失常等。如果出现这些症状，可以尝试用弹性绷带包扎内瘘，如果不行就需要手术缩小吻合口。一般来说，透析患者对内瘘分流都能很好耐受，因为内瘘引起的心力衰竭在临床上很少见。如果患者反复发生心力衰竭，首先要排除和纠正其他的原因，比如患者是否达到干体重，是否有高血压、贫血、营养不良或器质性心脏病等。对于不能承受内瘘分流的严重心脏病患者，可以关闭内瘘并置入带隧道的中心静脉导管。

（7）肿胀手综合征。常见于动静脉侧侧吻合时，因为压力差，动脉血多流入吻合静脉的远端肢，手臂处静脉压升高，静脉回流不畅，并影响淋巴回流，相应的毛细血管压力也变高而导致肿胀。主要的症状是手背肿胀、颜色发暗、皮肤痒或坏死。早期可以通过握拳和局部按压帮助回流，缓解水肿，长期肿胀可以通过手术结扎吻合静脉的远端肢，必要时重新建立内瘘。

（8）透析通路相关性肢端缺血综合征（HAIDL）。HAIDI发生率和发生时间因通路类型和位置而异。HAIDI并不常见，据报道在行动静脉内瘘术的患者中发生率为4%～19.7%，不同文献中报告的发生率差异很大。

HAIDI是动静脉内瘘少见但可能导致严重的肢体功能障碍甚至截肢的并发症。依据动静脉内瘘建立时间的长短，HAIDI可分为急性（血管通路建立后1天内）、亚急性（≤1个月）和慢性（＞1个月）。急性HAIDI通常和移植动静脉内瘘相关，慢性HAIDI常出现在自体动静脉内瘘，尤其是以肱动脉为基础的自体动静脉内瘘。

　　缺血的原因有多种，但几乎都与血液流经动静脉内瘘或移植物动静脉内瘘导致远端肢体血流灌注减少有关。预防性治疗策略可以减缓缺血并发症的发展，并应在高风险患者中考虑。高危因素包括糖尿病、高血压、女性、高龄、冠状动脉疾病、之前同侧肢体做过内瘘术等。

　　HAIDI的主要症状包括脉搏减弱或消失、肢体发凉、皮温降低、皮肤苍白或发绀、毛细血管充盈时间延长、感觉异常比如麻木和疼痛，严重情况下甚至会出现远端组织溃疡或坏死。临床分级依据临床缺血程度将HAIDI分为4级，Ⅰ级：症状不明显，可出现轻度缺血体征，手部苍白、发绀和/或发凉，腕部动脉搏动减弱，但无疼痛，建议保守治疗。Ⅱ级：透析中或手部剧烈运动时出现疼痛、痉挛、感觉异常、麻木、手指或手部发凉〔Ⅱa级：疼痛可以忍受，建议保守治疗。Ⅱb级：疼痛难以忍受，建议保守治疗联合手术治疗（介入或者外科治疗）〕。Ⅲ级：患肢静息痛或者手指、手的活动障碍，建议保守治疗的基础上行紧急手术治疗。Ⅳ级：组织缺失（溃疡、坏死）（Ⅳa级：如果缺血好转，手部主要功能可能恢复，建议保守治疗的基础上行紧急手术治疗，需要截肢治疗。Ⅳb级：手或者肢体近心端不可逆坏死，手部主要功能丧失）。

　　缺血性单支神经病变是HAIDI一种罕见变异型，但临床表现、诊断以及治疗有其特殊性，缺血性单支神经病变是指动静脉内瘘建立以后，由局部神经缺血导致，且通常是由前臂和手部神经的血供突然被分流引起，临床表现为感觉和运动障碍，如疼痛、麻木、烧灼感、乏力或畸形等，与HAIDI的鲜明区别是无明显指端缺血如发凉、苍白等症状，缺血性单支神经病变可借助肌电图鉴别诊断。

五、移植物动静脉内瘘成形术

对于那些多次进行自体动静脉内瘘术后，自身血管无法再利用或自身血管条件差的透析患者，需要考虑建立AVG。AVG是指利用移植血管把自身的动脉和静脉连接起来形成动静脉内瘘，用于血液透析。移植血管包括自体血管、异体血管和人工血管。其中，自体血管是最理想的选择，但由于自体血管资源有限，采集移植血管本身也是对患者的血管资源的破坏，因此只有在自体动静脉距离较远、需要较短的血管搭桥时才采用。异体血管移植存在来源困难、容易发生硬化、血栓形成、血管瘤样扩张等改变，因此目前已被人工血管代替。目前最广泛使用的人工血管是聚四氟乙烯（PTFE）人工血管。

1.适应证及禁忌证

移植物动静脉内瘘建立的适应证有：①上肢动、静脉血管因为多次做动静脉内瘘而耗竭。②上肢血管太细，不能做自体动静脉内瘘。③上肢自身血管因为糖尿病、周围血管病、银屑病等而严重损坏。④原有动静脉内瘘血管瘤或狭窄切除后需用移植血管连接。

绝对禁忌证有：①左心室的血液排出量低于30%。②四肢靠近心脏的静脉或中心静脉有严重的变窄、明显的血栓。③合并全身或局部的感染。相对禁忌证同AVF。

2.移植物动静脉内瘘建立的部位

AVG可以建立在上肢、下肢或前胸壁，上肢是首选。常见的部位有：①在腕关节附近的桡动脉和肘关节附近之间的静脉建立直桥式（J形）移植血管内瘘，常用配对血管为桡动脉–头静脉、桡动脉–贵要静脉、桡动脉–肘正中静脉或桡动脉–肱静脉。②在肘关节附近的动脉（肱动脉或桡动脉）和静脉（头静脉、肘正中静脉、贵要静脉或肱静脉）建立襻式（U形）移植血管内瘘。③在上臂的动脉（肱动脉或腋动脉）和静脉（贵要静脉、肱静脉或腋静脉）建立襻式上臂移植血管内瘘。④在上臂的肱动脉与颈部的静脉（同侧颈内或颈外静脉）建立直桥式上臂–颈部移植血管内瘘。⑤在下肢的股动脉与股静脉或大隐静脉建立襟式内瘘。⑥在胸壁或腹壁的动静脉建立移植血管内瘘，一般是四肢血管用完了才考虑。⑦当静脉耗竭时，可以考虑建立动脉–动脉移植血管旁路。

3.术前评估

（1）血管条件。①要做搭桥手术的动脉要有足够的内径（≥3 mm），这样才能保证足够的血液流过。要做好术前和术中的检查（包括物理检查、超声、血管造影和术中观察）确定动脉内径。②要做搭桥手术的静脉也要有足够的内径（≥4 mm），这样才能减少血液回流的阻力，并保证靠近心脏的地方通畅。检查方法包括物理检查、静脉造影、Fogarty导管法等。③要对患者的情况进行评估，对于既往有上肢深静脉留置导管史（如锁骨下静脉、颈内静脉）的患者，须了解置管时间、方法并排除该静脉狭窄；对有胸部、腋下等手术的患者，要排除人造血管内瘘术后导致的回流不畅。

（2）AVG建立的时机。要做AVG手术的时候，要在预计要开始透析的前3~6周做。一般3~6周后，移植血管周围的肿胀就会消失，移植血管就会和周围的组织紧紧地粘在一起，移植血管的位置就很明显了，这时候就可以穿刺了。

4.术后处置

为了预防感染和血栓的发生，术后要进行抗生素和抗血小板的治疗。根据移植血管的不同类型，抗生素的使用时间也有所区别，自体移植血管3~7 d，人造血管7~10 d。抗血小板的治疗方法是口服肠溶阿司匹林，对于高凝状态的患者，也可每12~24 h皮下注射低分子肝素。此外，术后要注意抬高术侧肢体，避免压迫，以利于血液循环。移植血管的成熟时间和穿刺使用时间也有所不同，人造血管一般在4周后，自体移植血管一般在2个月后，才能开始穿刺使用。但是有一种即穿型人工血管为FLIXENETM人工血管，术后就可以穿刺使用。

5.移植物动静脉内瘘的使用和维护

（1）穿刺要点。为了保护移植血管，需要考虑穿刺点的选择、穿刺针的方向、穿刺角度和旋转针头等相关注意事项。穿刺时要注意以下几点：

①穿刺点要轮流替换，不要总是在同一个地方穿刺。每个穿刺点之间要有0.5～1 cm的间隔，动脉和静脉的穿刺点之间要有4～6 cm以上的距离，离吻合口3 cm以内的位置不能穿刺。②穿刺针的方向要根据血流方向而定，动脉可以顺着血流或逆着血流穿刺，静脉要顺着血流即向心方向穿刺，这样可以减少血液的重复循环。③穿刺角度要适中，一般在40°～45°比较合适，太大或太小都会增加穿刺的难度和风险。④穿刺针的斜面要朝上，这样可以更容易地进入血管。只有在血管壁被针头斜面吸住时，才可以轻轻地旋转针头，否则会损伤血管内膜。

（2）日常保护。要定期检查人造血管是否通畅，方法是用另一只手触摸手术侧的静脉，如果能感觉到震颤或听到血管杂音，就说明通畅。如果没有震颤和血管杂音，或者发现搏动性减弱，就要立即通知医生，以进一步确定是否有人造血管闭塞。

拔针时要用手指在皮肤穿刺点上方0.2～0.3 cm处进行指压，压力要适中，既能让穿刺点两边的血管有搏动或震颤，又能控制出血，不要太重也不要太轻。压迫的时间一般是15～25 min，如果是服用了抗凝剂的患者，要延长止血时间。

术后5～7 d可以做一些握拳或腕关节的动作，以促进血液流动，防止血栓形成。如果是高凝状态的患者，要按医嘱服用抗凝剂。

6.常见并发症与处理

（1）感染。感染是AVG手术最严重的并发症，是人造血管失功的常见原因。AVG感染率高达22%，比AVF高得多。感染的常见原因可包括三方面：一是移植血管的材料不同，异种血管最容易感染，自体血管最不容易感染；二是手术和穿刺时不严格消毒，导致细菌入侵；三是抗生素使用不当，导致感染不能控制。感染的常见形式包括四种：一是移植血管周围血肿感染，主要是因为手术损伤或过早穿刺造成的；二是穿刺部位假性血管瘤感染，主要是因为穿刺技术不良造成的；三是襟式（U形）移植血管内瘘拐角处露出皮肤感染，主要是因为移植血管过长或皮肤松弛造成的；四是动脉吻合口和静脉吻合口感染，主要是因为吻合口处的血流紊乱造成的。移植血管动静脉内瘘感染不仅会导致内瘘失功，还会引起严重的并发症，如败血症、脓毒血症、移植血管破裂出血等。因此，要做好预防和处理工作，包括选择合适的移植血管材料，做好手术和穿刺时的无菌操作，合理使用抗生素等。

移植物动静脉内瘘感染的治疗方法包括抗生素治疗和手术处理。抗生素治疗适用于皮肤或移植血管周围的轻度感染，要局部涂抹抗生素软膏和全身使用抗生素。移植物动静脉内瘘要在围手术期使用有效、足量的抗生素3～10 d。手术处理适用于无法控制的感染或吻合口感染，要切除感染的移植血管，绕开感染区域，重新建立内瘘。穿刺部位的感染是最常见的，要用一段新的移植血管连接原内瘘的近心端和远心端，然后移除感染段移植血管。静脉吻合口感染要用一段新的移植血管做一旁路吻合，然后移除感染吻合口。动脉吻合口感染要放弃该内瘘，切除感染的移植血管，修补或结扎动脉残端。

（2）狭窄及血栓形成。狭窄及血栓形成是 AVG 最常见的并发症。有文献报道狭窄发生率为20%～80%。狭窄的原因之一是血管内膜增生，它可能导致动脉吻合口或移植血管的狭窄，影响血流，此时应首选腔内介入治疗，如果腔内介入治疗失败，可以考虑手术重建。狭窄的另一个原因是纤维组织增生，它可能通过穿刺的针眼长入移植血管腔内，导致穿刺部位的狭窄。手术治疗是介入治疗失败后的备选方法，适用于动静脉吻合口或穿刺部位的狭窄。

据文献报道，AVG血栓形成的发生率在9%～19%。血栓形成可以分为早期和晚期两种，早期的是指在术后1个月内出现的，晚期的是指在术后1个月以上或使用后出现的。早期血栓形成可能与手术技术不佳、血管内膜损伤、吻合口狭窄、移植血管受到压迫、扭曲、打折、血肿压迫等因素有关，也可能与患者的低血压、高凝状态、血管内膜病变等因素有关。晚期血栓形成可能与吻合口或血管内膜增生导致的管腔狭窄有关，也可能与穿刺不当、透析后过度压迫、包扎过紧、包扎时间过长、低血压、高凝状态或移植血管感染等因素有关。

治疗方面，早期血栓形成可以采用药物溶栓、球囊导管取栓法或手术切开取栓。药物溶栓对新形成的血栓效果较好，对形成时间较长的血栓效果不佳。球囊导管取栓法是目前最常用的方法，而手术切开取栓则是最后的选择。晚期血栓形成治疗包括移植血管搭桥及重新建立移植血管。

（3）假性动脉瘤。假性动脉瘤是一种危险的并发症，可能导致出血、感染或内瘘失效。它有两种类型，感染性假性动脉瘤和非感染性假性动脉瘤。感染性假性动脉瘤是由于细菌或真菌侵入人工血管，引起感染和炎症，导致人工血管壁被溶解或穿孔，形成一个含有感染物质的囊肿。治疗原则是使用抗生素控制感染，切除感染的人工血管，重新建立内瘘。非感染性假性动脉瘤是由于反复穿刺同一段人工血管，导致人工血管壁被损伤或剥离，形成一个含有血液的囊肿。其预防方法是避免定点穿刺，尽量选择不同的穿刺部位。治疗方法是如果有破裂或出血的风险，可以用一段新的人工血管替换掉原来的人工血管，或者在原来的人工血管内置入一个覆膜支架，以修复人工血管壁。

（4）血清肿。血清肿是一种人工血管动静脉瘘的特有并发症，是指无菌的血清液聚集在人工血管周围，形成一个由软组织包裹的肿块。它可能是由于人工血管的多孔性结构导致血清渗出所致，也可能是与人工血管内压力过大、肝素使用、低蛋白血症等因素有关。它常发生在人工血管动脉吻合口处，表现为术后局部肿胀，超声检查无血流信号，如果合并感染，还会有局部红肿。

治疗方法包括保守治疗和手术治疗。保守治疗：主要是纠正引起血清肿的因素，如减少术中肝素生理盐水过度加压、改善营养状况、解除静脉流出道狭窄等。手术治疗：主要是切除血清肿，并用无孔隙的即穿型人工血管间置于原内瘘的近心端和远心端，以绕开血清肿段。如果合并感染，要按感染人工血管的处理方法进行。

（5）心力衰竭。同AVF

（6）透析通路相关性肢端缺血综合征。同AVF。

第二节　血管通路的物理检查

一、重视与血液透析血管通路相关的病史询问与物理检查

　　血液透析患者的长期生存和生活质量与通过适当放置的血管通路进行的充分透析密不可分。维持终末期肾病血液透析患者的血管通路通畅对患者生存至关重要，因此必须竭尽全力维护它。血液透析血管通路分为3类：即AVF、AVG和CVC。AVF具备并发症少、长期通畅率高、死亡率低的特点，是维持血液透析患者的首选血管通路。血管通路循环从左心开始，动脉输送血液到动静脉内瘘，血液通过静脉回流至右心，循环中不可见部分可能对内瘘功能和存活有重大影响，故物理检查时注意血管循环。内瘘最佳物理检查时间是手术前、透析前和每次穿刺前。物理检查可发现内瘘是否有肿胀、感染、出血、动脉瘤或狭窄等并发症，也可发现导管患者是否有狭窄、感染或导管脱出。

　　K/DOQI工作组建议，医护人员应定期对动静脉内瘘，包括AVF和AVG进行物理检查，早期发现异常血流量的临床表现。物理检查简单、有效、经济，是临床评价新内瘘成熟度和早期发现动静脉内瘘并发症的主要方法。医护人员可根据物理检查预测AVF狭窄，特异性为90%，敏感性为38%。但相关研究表明，血液透析护士平均仅掌握35%的AVF物理检查知识，影响因素是工作时间、医院级别和是否接受过专业培训，血液透析护士认为未系统培训、资料少和个人未重视是主要原因。所以，血液透析护士应加强掌握AVF物理检查知识，可以早期发现功能异常，转诊专科医生处理，达到延长内瘘使用寿命、保护血管资源和降低医疗费用的目的。

　　病史询问和体格检查在诊断疾病中非常重要，其他检查难以替代。与血液透析血管通路相关的病史询问和物理检查是工作基础，因为血管通路功能和通畅是维持血液透析治疗的前提。AVF物理检查可用于内瘘手术的术前血管评估、内瘘成熟的评价、内瘘并发症的诊断。术前血管评估包括

了解病史与物理检查。

（一）建立自体动静脉内瘘前的病史询问

首先，CKD4期或CKD5期患者需要建立AVF；根据CKD相关病史，如原发病、肾功能下降速度和并发症，考虑选择尽早或择期建立AVF；AVF适用于需要长期血液透析的CKD患者。其次，应了解患者全身情况，特别是心肺功能、凝血功能和精神心理状况。对于严重充血性心力衰竭患者，瘘管可以改变血流动力学和心输出量。异常凝血功能会造成瘘管凝血或者血流不畅。此外，还要了解患者生活习惯、预期寿命、近期是否打算接受肾移植等，选择非优势手建立内瘘或中心静脉导管透析。最后，应了解与患者AVF手术相关的血管病史，如与动脉相关的糖尿病、高龄、反复动脉穿刺史，和与静脉相关的中心静脉置管史、心脏起搏器植入史、颈部和胸部手术或外伤史、反复静脉穿刺史、静脉注射/输液史、留置输液管史等。糖尿病会损坏血管床的结构，影响造瘘。既往中心静脉置管史和心脏起搏器使用与中心静脉狭窄有一定关系。与外科手术或创伤有关的血管损伤可能限制血管通路部位的使用。

（二）建立自体动静脉内瘘前的物理检查

建立AVF前，简单的全身体格检查是必要的，尤其是心肺听诊。但评估血管（动脉、静脉）是重点。

1.静脉检查

静脉检查主要包括观察和触诊上肢静脉，以判断是否正常。应评估静脉的直径、长度和深度，判断中心静脉是否存在狭窄。还应注意上肢和胸部是否存在水肿或静脉怒张。同时观察颈部和胸部是否有手术留下的瘢痕。静脉情况影响内瘘手术部位的选择、内瘘成熟度和并发症的发生。使用止血带在上肢肘部近心端绑扎，可以检查流出静脉的连续性和可扩张性，如静脉的粗细、走行和连续性，了解血管弹性、距体表的深度、是否有长段直行血管或狭窄。对既往有中心静脉置管史或外周静脉置管瘢痕的患者，应观察胸部和颈部是否有侧支形成，上肢是否肿胀，评估中心静脉是否存在狭窄征象。总之，应选择位置表浅、易穿刺、较粗、走行平直、粗细均匀、无明显狭窄、少侧支、弹性好、可延续至肘部以上的静脉行内瘘手术。

2.动脉检查

体格检查可以帮助判断动脉是否适合建立AVF。检查动脉时需要考虑两个最重要的方面：一方面，动脉是否能提供足够的血流量满足透析治疗的需要。另一方面，用来建立AVF的动脉会不会影响手和手指远端的血液灌注。

动脉检查主要包括双上肢血压、动脉弹性、动脉搏动、Allen试验等检查。首先，检查双上肢腋动脉、肱动脉、桡动脉、尺动脉搏动强度，并进行对比，若搏动减弱或消失，提示供血动脉血流量不足。其次，双上肢血压可以决定是否采用上臂动静脉内瘘管。两侧血压差小于10 mmHg属于正常范围。若两侧血压差在10～20 mmHg，则属于临界状态。若两侧血压差大于20 mmHg，则属于异常，可能提示存在狭窄或阻塞。最后，做Allen试验，Allen试验是一种评估手部动脉血流的体征检查方法。它用于检查尺动脉和桡动脉对掌部的供血是否顺畅。医生可在建立动静脉内瘘手术前进行Allen试验，检查血液循环。进行Allen试验时，医生要求患者将手掌向上并握拳，然后在手腕尺侧和桡侧分别施压，阻断动脉血流。松开压力后，手掌和手指出现苍白，然后观察松开尺动脉或桡动脉后手掌血色恢复时间。如果5～15 s恢复正常颜色，则表明相应动脉供血充足，为正常。如果颜色恢复慢，则试验阳性，建立动静脉内瘘手术术后可能发生窃血综合征。若患者前臂Allen试验阳性，禁止制作桡动脉-头静脉内瘘。

二、自体动静脉内瘘建立后的评估

在描述AVF时，流入段是指远端的部分，流出段是指近端的部分。这样，AVF可以分为三个部分，即流入段、瘘体及流出段。流入段包括供血动脉附近的一部分、动脉和静脉连接处（动静脉吻合口）和吻合口近心端2 cm的静脉。瘘体是从吻合口近心端2 cm的静脉到近心端8～10 cm的静脉。流出段是除流入段和瘘体之外的部分，从瘘体到回流静脉连接锁骨下静脉的静脉（与第一肋水平），这个部分通常很深，病变也多发生在这里，即手臂近心端。新建的AVF需要4～6周成熟。成熟失败的病变主要有三类。

1.流入段问题

供血动脉（管径细小，动脉粥样硬化性疾病）、动脉吻合口本身、近吻合口的狭窄或功能不足。当流入道出现狭窄时，吻合口处搏动和震颤减弱；搏动增强试验压闭处远端无搏动增强表现；举臂试验中瘘体和流出道血管正常或明显塌陷；此外还应结合病史和临床表现，如临床表现穿刺困难，动脉压负压增加。流入道狭窄的最佳检查方法是物理检查联合内瘘流量监测。

2.瘘体问题

狭窄和附属静脉超过动静脉内瘘口径的1/4时可造成成熟不良。

3.流出段问题

狭窄或静脉功能不足。当流出道出现狭窄时，内瘘的搏动有力，震颤呈局限性且增强，有高调杂音，震颤和杂音均无舒张期，且只有收缩期非连续性震颤和杂音。此外，通路流量下降，搏动增强试验中搏动增强，举臂试验无塌陷，临床表现为静脉压升高，透析后止血时间延长。监测流出道狭窄的最佳方法是物理检查和静脉压监测。

三、动静脉内瘘物理评估方法

（一）视诊

视诊是评估血液透析患者动静脉内瘘的第一步，它可以提供内瘘整体情况的初步印象，为进一步物理评估提供参考。视诊时，首先确定内瘘类型，然后观察内瘘肢体及胸壁，并与对侧进行比较。动静脉内瘘评估应在透析穿刺前进行。确定内瘘类型很重要，因为不同类型的内瘘面临的问题可能也不同。例如，虽然静脉流出道狭窄可以在流出静脉的任何部位发生，但每个内瘘类型都有其最常见的相关狭窄部位。大多数情况下，根据内瘘位置、相关切口处瘢痕及结构可以明显区分AVF和AVG。前臂前侧出现的动静脉内瘘多为桡动脉-头静脉内瘘。上臂前侧出现的动静脉内瘘多为肱动脉-头静脉内瘘或肱动脉-贵要静脉内瘘。两者的区别在于上臂内侧有无瘢痕。如果有，则为肱动脉-贵要静脉转位内瘘。上臂内侧AVF为肱动脉-贵要静脉内瘘（无转位）。

　　确定内瘘类型后，初步判断内瘘血管走行和可穿刺部位范围。应注意内瘘血管直径、可穿刺长度、侧支血管开放程度，以及内瘘部位皮肤和软组织的变化，如发白、发红、水肿、瘢痕或破溃。评估内瘘吻合口愈合情况、皮肤清洁度，是否存在红肿、渗血、硬结或破溃。应该同步与对侧相应区域作比较，观察手指、手掌和手背皮肤颜色，判断是否存在苍白或肿胀，关注肩、颈、胸部和面部是否有浅表血管扩张或面部肿胀。确定内瘘肢体肿胀提示肢体内静脉压力整体升高，这可能与胸部中心静脉狭窄有关。对于内瘘，胸部中心静脉是引流静脉回流的唯一通路，任何这一通路的狭窄都可能导致整个内瘘肢体的静脉压力升高和肿胀。

　　视诊内瘘及肢体还应评估皮肤性状改变的相关并发症，如动脉瘤或假性动脉瘤的存在、感染征象及手部缺血征象。特别注意内瘘表面是否皮肤变薄、色素脱失或溃疡，因为反复穿刺可能导致血管壁变薄，增加出血风险。当内瘘局部短时间内出现明显瘤样扩张时，应进行动静脉内瘘功能检查。

　　总之，视诊动静脉内瘘可以初步判断内瘘血管情况和可穿刺部位，为进一步评估和治疗提供重要信息。应全面观察内瘘及周围区域皮肤和血管的变化，这是评估内瘘的第一步。

　　AVF的视诊应包含举臂试验。举臂试验属于一种视觉检查方法，主要用于判断内瘘血管、流出段和中心静脉段是否存在功能障碍。在血液透析期间，患者取卧位，举起内瘘侧上肢至与躯干呈90°时，正常的内瘘血管及其流出道会因重力作用而产生一定程度的塌陷，这可以反映内瘘血管、流出段和中心静脉段的血流通畅。如果在举臂后，内瘘血管及其流出道没有出现塌陷，而是张力增加，那么提示该异常处可能存在血管狭窄。

但是，流量较大的内瘘有时也会产生假阳性结果，即使是较大的内瘘在举臂后也会张弛。如果存在静脉狭窄，举臂后仅狭窄远端的内瘘节段充盈，而狭窄近端的内瘘节段塌陷。总之，举臂试验是判断血液透析患者内瘘血管及其流出道是否存在功能障碍的有效方法。举臂抬高实验结果异常，应进行动静脉内瘘功能检查。本试验不适合评估AVG。

（二）触诊

AVF查体的下一步是触诊。应全面触诊动静脉通路，从动脉吻合口开始，经引流静脉，直到同侧锁骨下区。触诊过程中应评估搏动的特征和震颤的性质，这两项指标对识别AVF功能障碍的原因和部位非常重要。此外，还应评估搏动增强实验是否正常。经验表明：有搏动是不良征象，提示下游狭窄；有震颤是良性征象，提示通路血流良好。

1.常规触诊内容

AVF的触诊可以通过观察内瘘的搏动和震颤来评估血流动力学，也可以通过评估内瘘血管的管腔和走行来评估。血流加快可以导致血管扩张和血管壁鼓胀，所以高速血流通过是形成震颤的主要原因。触诊内瘘管腔也需要覆盖整个内瘘，仔细评估血管质地、管壁厚度、弹性、皮温、内瘘张力、是否有皮下硬结或肿块。正常内瘘血管有一定弹性，质地均一，管腔逐渐增粗，皮温正常。内瘘狭窄的病理基础是内膜增生和纤维化，变细、僵硬、无弹性的血管区域可能是狭窄部位。对于视诊无法明确评估血管走行的患者，尤其是皮下脂肪丰富的患者，触诊很重要，护士应通过触诊仔细评估血管走行、深浅、粗细、血管壁弹性和厚度，了解是否有皮温升高或上肢肿胀，并与另一侧比较皮温、握力和运动度。

触诊还需要检查侧支循环。一些未成熟的动静脉有较大的副静脉，从动静脉靠近动脉吻合的一端出现，将血液从主通道分流。有的静脉容易观察到从动、静脉远端流出，有的静脉很深，看不到，特别是肥胖的患者。

这时可以从动脉到静脉端依次压闭内瘘，间隔1 cm，然后在压闭手指和动脉吻合口之间触诊。当压闭手指在副静脉远端时，内瘘有搏动，触诊手指无震颤感。一旦压闭手指接近副静脉，触诊手指会感到震颤，提示副静脉存在。

2.搏动

搏动是心脏收缩引起的周期性血管扩张，当心脏收缩，血液被泵入动脉，动脉壁扩张，这种扩张沿动脉传播，形成搏动。在正常情况下，AVF的腔内压力不高，搏动轻柔，易被压迫。前面提到，AVF分为流入段、瘘体和流出段，用于准确描述血流在动静脉内瘘内部不同解剖区域的动态。在下文中，将转用"流入段"和"流出段"等词，侧重于概括血液的整体流动路径和方向。如果流出段通畅，心脏搏动产生的能量大部分转化为动能，在内瘘形成高速血流。如果流出段狭窄，部分能量转化为势能，扩张血管，增加压力以促进血液通过狭窄处。压力增高的表现为搏动加强，是流出段狭窄的重要标志，搏动程度与狭窄程度直接相关。如果流入段狭窄或血供不足，内瘘充盈不良，搏动明显减弱。

功能正常的内瘘，全程可清晰触及震颤，从吻合口向近心端逐渐减弱，伴有轻微搏动。评估搏动最好用指腹，类似传统脉诊。结合震颤和搏动的变化可以较准确评估流入段和流出段。流入段动脉狭窄的内瘘，震颤和搏动明显减弱。静脉狭窄的内瘘，狭窄前方供血血管震颤减弱，搏动明显增强；狭窄段附近震颤增强，狭窄后方静脉震颤快速衰减，搏动相应减弱，严重时震颤不连续。搏动增强程度与狭窄程度呈正比。内瘘搏动减弱表示狭窄在流入段一侧，内瘘搏动增强表示狭窄在流出段一侧，流出段、流入段狭窄并存时，内瘘弹性良好，可压瘪，中心静脉狭窄时，内瘘搏动表现不一。动脉瘤/假性动脉瘤产生的搏动增强并不代表流出段狭窄，始终会有搏动增强。

3.震颤

高速血流通过血管会导致血管扩张和血管壁鼓胀，形成震颤。震颤是沿内瘘血管可清晰触及的震动，有"嗡嗡"声，当血流通过动静脉内瘘时产生漩涡，使血管壁震动，导致体表可触及的震颤。

震颤与血流相关，触及震颤意味着该血管段有高速血流通过。护士应用掌指连接处沿内瘘血管走行仔细检查震颤。正常内瘘，震颤由吻合口向中心静脉逐渐减弱，收缩期和舒张期都有，感觉柔和、连续、机器样。动静脉内瘘术后开放血流，触及静脉段明显震颤意味内瘘通畅。

狭窄会在血管内局部产生湍流，随病变加重，血流阻力增大，震颤变强，舒张期成分缩短或消失，仅在收缩期有，有涡流样感。异常震颤在狭窄处最明显，有助于定位狭窄，应检查内瘘全段有无异常震颤。锁骨下或头静脉弓狭窄，通常锁骨下窝可触及震颤。

内瘘血供不足，存在流入段狭窄，震颤不连续或消失。存在流出段狭窄，震颤狭窄处增强，严重时震颤不连续。判断流入段，应关注瘘口和瘘体震颤强度，是否震颤和搏动同时减弱。判断流出段，关注是否搏动增强而震颤减弱或消失，是否局部瘘体血管塌陷。

震颤与血流相关，无震颤意味无血流，结合无搏动意味血栓形成。

4.搏动增强试验

搏动增强试验属于一种触诊检查方法，主要用于判断血液透析患者的内瘘流入段血管是否存在功能障碍。该试验的方法是：首先评估患者内瘘在正常状态下的搏动强度，然后用手指压迫内瘘静脉段吻合口近端，观察压迫处远端搏动力度是否增强。如果压迫后，远端搏动明显增强，则提示供血动脉及吻合口无明显狭窄，血流量充足；如果未出现搏动增强，则说明了血流阻断处前端血管存在狭窄，提示流入段可能存在不同程度的狭窄。

正常的内瘘相对柔软，容易压迫。在远离吻合口一定距离处压闭内瘘通路时，远离压迫处的搏动会增强，搏动增强程度与内瘘流入段通畅程度呈正比。搏动增强试验是评价动静脉内瘘流入段功能的一种简便方法，也可用于评价AVG。当流入段狭窄时，无搏动增强表现；当流出段狭窄时，可出现搏动增强；当中心静脉狭窄时，也可出现搏动增强；当流入段及流出段均存在狭窄时，无搏动增强表现。总之，搏动增强试验是判断血液透析患者内瘘流入段血管功能的有效方法，可为诊治提供参考依据。搏动增强试验异常，应进行动静脉内瘘功能检查。

（三）听诊

听诊是物理检查的最后一步，可以视为对触诊结果的进一步明确，是评价AVF情况的重要方法。使用听诊器依次听诊流入段、瘘体及流出段，主要通过辨别AVF处血管杂音的性质、单调、传导和连续性。正常AVF的杂音是弥漫非局限的、低调的双期杂音，收缩期和舒张期都存在，动脉吻合口附近的声音最大，从吻合口向心脏逐渐减弱。如果是高位内瘘，血管杂音可以传导至腋下甚至前胸。杂音伴随震颤存在，杂音的存在提示AVF血管内有高速血流通过。杂音也分连续减弱和局域增强两种类型。连续减弱是正常情况下杂音的存在形式，而局域增强的杂音提示该处存在狭窄，狭窄严重者听诊可闻及高调的哨音。依据全面评估的原则，听诊的区域也应覆盖至锁骨下静脉。异常杂音是高调、单纯收缩期存在、局限性的、不连续的杂音。流出段狭窄时，有高调杂音，震颤和杂音亦局限性增强，无舒张期成分，杂音性质为非连续性的收缩期杂音。

所以，听诊通过判断杂音的音调、分期和连续性来评价AVF情况。正常和异常杂音的特征可以提示AVF的通畅程度和存在的问题。它有助于AVF异常的早期发现和诊断。

（四）自体动静脉内瘘成熟的评估

判断AVF成熟的三个重要指标是搏动、震颤和杂音。正常成熟的AVF搏动轻柔，容易压迫；震颤弥漫、连续、柔和、机器样震颤；杂音也是弥漫、连续、收缩期与舒张期并存的双期低调音。成熟AVF符合临床应用标准，可以确定是否可以穿刺使用。根据我国血管通路专家共识，成熟AVF的判断标准是：吻合口有良好震颤，无异常增强、减弱或消失。瘘体段静脉走向平直、表浅、易穿刺、粗细均匀、有足够可供穿刺的区域、血管壁弹性好、可以感觉到震颤、无搏动增强、无搏动减弱或消失。超声测得的自然血流量>500 mL/min，穿刺段静脉内径≥5 mm，距皮深度<6 mm。

（五）自体动静脉内瘘成熟不良的评估

AVF是一种透析治疗中的手术，它通过连接患者自身的血管来形成一个管道，以促进血液流动。然而，在手术后12周内，有些患者会发现内瘘无法满足透析需求，主要表现为穿刺困难和/或血流量不足，这种情况被称为内瘘成熟不良。为了避免这种情况的发生，应在手术后6周内开始对内瘘进行评估。

内瘘成熟受到多种因素的影响，主要原因包括瘘体静脉有粗大侧支形成和吻合口狭窄。功能良好的内瘘通常只有一支静脉，没有粗大的侧支形成。当瘘体或流出段狭窄时，大量血液会从侧支回流，形成粗大的侧支，导致内瘘成熟不良。此外，患者本身存在侧支，在手术后血流量骤然增加时，侧支发育过快，分流了内瘘的血流量，会导致内瘘主干发育不良，无法成熟。一些文献认为当侧支直径≤1/4主干直径时，对内瘘血流量无影响。

我们可以通过检查内瘘侧支形成情况来判断内瘘是否成熟。具体方法是用一只手指压闭内瘘上的任意一点，另一只手感觉吻合口的震颤情况。如果震颤消失，则表明压闭点远心端没有较粗大的侧支形成；如果震颤仍然存在或减弱，则表明压闭点远心端有较粗大的侧支，血液仍然可以从侧支回流。重复以上操作，检查内瘘的侧支形成情况。

（六）物理检查在自体动静脉内瘘并发症中的应用

物理检查在动静脉内瘘的整个过程中都有应用，从术前评估到并发症处理。早期检测和维护可以有效减少血管通路并发症的发生。医护人员应该深入了解动静脉内瘘物理检查的原则和内容，以便更好地将其运用于临床实践。物理检查常用于AVF的并发症，包括内瘘狭窄、感染、透析通路相关性肢端缺血综合征、肿胀手综合征和血管瘤样病变等。

1.动静脉内瘘狭窄

内瘘狭窄是内瘘手术后常见的并发症之一，会导致血流不畅。内瘘狭窄的原因有很多，可能是由血栓形成、穿刺损伤、手术因素、血肿和感染侵犯血管壁等多种因素引起的。

如果AVF瘘体突出，可以让患者抬起手臂进行抬臂试验。如果AVF塌陷，则说明AVF流出段狭窄的可能性很小；如果没有塌陷，则提示流出血管狭窄或高流量动静脉内瘘。AVF部分塌陷提示在塌陷段和突出段的交界处有狭窄。

内瘘狭窄是导致动静脉内瘘无法使用的重要原因之一。它容易发生在瘘口，尤其是静脉端数厘米内或反复穿刺部位。这是由于反复穿刺损伤或血流冲击使静脉血管动脉化，静脉管壁扩张、增厚，以及内瘘针吸附血管壁，加重内膜损伤，导致动脉化静脉进行性内膜增厚、增生。血栓形成也是引起内瘘狭窄的重要原因之一。当通路中出现局部硬结和疼痛时，大多数情况下提示血栓早期形成或局部血栓性静脉炎。

物理检查对于初步判断血管通路狭窄的部位和性质很有帮助。当狭窄发生时，可以通过视诊观察到局部血管缩窄，动静脉通路的回流静脉明显扩张。可以观察是否存在显著狭窄部位，观察有无水肿以及水肿分布范围，观察针孔出血时间是否延长。如果拔针后出血时间大于20 min，则提示可能出现流出段狭窄。触诊时，多感到狭窄部位触感偏硬，狭窄部流入段相对更容易感到震颤，狭窄部流出段可能无法触及震颤，有时仅能够触及血管搏动，狭窄远心端张力较高。听诊时，狭窄部位处呈高调血管杂音或无杂音，狭窄部位流出段为非连续的血管杂音或无杂音，狭窄部流入段为连续性血管杂音。当内瘘完全闭塞时，杂音消失。

动静脉内瘘狭窄或吻合部近旁狭窄时，可以根据血流不良伴吻合部震颤减弱来帮助诊断。如果吻合口处存在狭窄，则瘘体的搏动减弱，震颤的强度也减弱，血流量会降低。当穿刺部位近端静脉发生狭窄时，则表现为静脉压升高，并伴有不同程度的水肿。如果所在肢体广泛水肿，则应首先考虑中心静脉狭窄。血管造影或超声检查是血管通路狭窄的确诊手段。

2.动静脉内瘘感染

AVF一般情况下不容易感染。但如果感染了，通常会发生在内瘘周围的组织中，导致局部疼痛和灼热感。如果感染非常严重，局部皮肤会变红、肿胀，并且可能会有脓液渗出。此时，皮肤会变得比较灼热，触摸时可能会有波动感。如果局部感染非常严重，可能会导致血管破裂或血栓形成，因此需要尽早发现并治疗。

3.透析通路相关性肢端缺血综合征

应注意观察AVF同侧的手和手指。如果出现持续疼痛、麻木、皮肤变色、指尖发绀或坏疽，以及指部挛缩等症状，则提示HAIDL。HAIDL是由于建立动静脉血管通路后，动脉血液较多地流向阻力较低的静脉，导致肢体末梢循环障碍和缺血症状。临床表现为肢端皮肤苍白、发凉、麻木、疼痛，严重者甚至可能出现溃疡和缺血性坏死。典型的临床表现为肢体远端缺血症状，如发凉、麻木和疼痛。

HAIDL分级系统专为HAIDL设计，细分不同阶段的症状与治疗建议。相较之下，Fontaine分类广泛用于评估各类慢性肢体缺血，重点在于疼痛与组织损伤程度，亦适用于HAIDL的评估。

4.肿胀手综合征

当内瘘静脉远端压力增高，静脉回流受阻持续存在，或动脉血通过吻合口逆向流向静脉远心端持续时，静脉腔内高压力会传递到毛细血管，引起组织水肿、缺氧和色素沉着。严重时，甚至可能出现溃疡和坏死，这种情况被称为肿胀手综合征。内瘘肢肿胀的范围因病因而异，可以表现为从肩部以下或内瘘侧肢体整体肿胀、肘关节远端的前臂部肿胀或手掌肿胀等多种类型。

在进行视诊时，应观察有无进行性肿胀、疼痛、手背静脉曲张、淤血、皮肤暗红、发痒、溃疡或坏死。一般而言，肿胀体征的分布部位出现在狭窄或闭塞远端，在一定程度上可以帮助推测病变的部位。例如，中心静脉狭窄时，肿胀可能位于全上肢；肘上部静脉狭窄时，肿胀则限于前臂；前臂远端的侧侧吻合动静脉内瘘，当回流静脉压力过高时，可导致第1、2手指发生肿胀。动静脉内瘘术后的肢体肿胀通常在2周内逐渐消退。如果水肿持续并进行性加重，并伴有胸壁和肩周侧肢显露，则往往提示存在中心静脉狭窄的可能。

5.血管瘤样病变

在进行体格检查时，我们需要观察瘤体的位置、是否有穿刺、瘤体大小和硬度以及皮肤状态。动脉瘤是AVF中明显扩张或膨大的部分，其直径至少是最小AVF（直径6 mm）的3倍，约大于18 mm。当动脉瘤壁是静脉壁时，即为真性动脉瘤；假性动脉瘤是指血液从动静脉瘘流出，通过动静脉瘘上的软组织穿孔形成动脉瘤壁。迅速增大的瘤可能是伴随穿刺形成的假性瘤，可能伴有感染。除了局部表现外，还需确定有无全身发热等症状。瘤的硬度是临床观察中重要的体征。对质地坚硬的瘤体进行体格检查时，可以压迫瘤体的流入血管。如果体积减小，则可能是由于瘤体流出血管狭窄；如果体积不变，则提示可能存在附壁血栓。

四、移植物动静脉内瘘物理评估方法

AVG物理检查简单经济，能够发现透析血管通路中常见的问题。AVG物理检查的基本原则与AVF物理检查相似，但是物理检查判断AVG血管狭窄的敏感性不如AVF。

尽管物理检查有其局限性，但仍应每月进行一次，特别是在没有其他检测手段的情况下。研究表明，在判断AVG功能障碍时，物理检查对吻合口狭窄、移植物病变和流入段狭窄的敏感性和特异性分别为57%和89%、100%和33%、73%和73%。因此，当物理检查发现AVG血管狭窄时，还需进一步进行影像学检查以确诊。血管狭窄会增加AVG功能不良的风险，导致透析不充分，最终可能出现血栓形成，甚至AVG功能障碍。此外，物理检查在检测AVG并发症方面也起到了重要作用，如假性动脉瘤、感染和HAIDL。

（一）动静脉移植物物理检查评估方法

KDOQI血管通路临床实践指南建议，应由熟练的医护人员定期检查AVG。护士应常规检查移植物的动脉端、中间和静脉端以及同侧肢体，评估AVG功能和皮肤情况，检查是否有手臂肿胀、拔针后持续出血、血流量不足和穿刺困难等问题。这有助于及时发现常见的严重血管问题，避免错过治疗时间和发生紧急事件。常规检查应包括视诊、触诊和听诊三部分。

1.视诊

应注意内瘘血管的外径宽度、可穿刺区域的长度、侧支开放情况和血管走行区域皮肤软组织性状的改变。皮肤应完好无损，无发红、淤斑或发白等局部变色。穿刺部位应愈合良好，无炎症和感染表现，如发红、脓疱、肿胀、波动感、疼痛或压痛，也无冰冷或苍白等缺血表现。应检查移植物处有无隆起，即移植物局部扩张。此类表现通常提示假性动脉瘤。假性动脉瘤是由于AVG内瘘穿刺出血，在血管周围形成血肿，与内瘘血管相通，伴有搏动，其瘤壁是血肿机化后形成的纤维壁。当存在隆起时，应检查表面皮肤有无变薄、溃疡或自发性出血。视诊范围不应局限于内瘘手术直接涉及的肢体，而应包括同侧的肩、颈、胸、面部和乳房。植入移植物的肢体广泛水肿提示中央静脉狭窄。

抬臂试验属于视诊内容，但不适合评估AVG。

2.触诊

正常的AVG应该是柔软且可压缩的，触诊时不会引起疼痛。移植物上覆皮肤应该略高于周围区域，且完好无损。触诊时应该按照动脉段、体部和静脉段的顺序进行，如若均能触及震颤，则表示血管内流量大于450 mL/min。在长期使用中，频繁穿刺的区域可能会出现缺损，形成筛孔，这可以通过触诊检查出来。缺损区域可以检查出移植物侧面不连续。每名患者在透析前都应至少检查一次AVG的血流方向并记录下来。用大拇指用力按压AVG近中点（"U"形吻合人造血管是按压"U"形底部），阻断血流，并触诊手指两边，有震颤或搏动较强的一侧为动脉端，无震颤或搏动一侧为静脉端，标记并记录下来。流入侧（动脉）的搏动在闭塞时会加强。当AVG血管搏动、震颤不明显时，可以采用超声检查来判断血流方向。

（1）搏动。由于移植物材料顺应性不佳，它的搏动不如AVF明显。但是，检查者仍然应该从动脉吻合口到静脉吻合口评估整条移植物的搏动。动静脉移植物的搏动通常非常微弱。此外，还应评估引流静脉的搏动。这些静脉应该手感柔软、容易压瘪且基本不搏动。如果出现搏动，则说明血流量低，可以作为移植物即将失效的筛查手段。需要注意的是，假性动脉瘤的搏动一定会增加。搏动增强试验不仅适用于AVF，也适用于AVG。具体做法是：在离吻合口一段距离处压闭通路，此时阻断通路远心端处的搏动会明显增强。如果这种搏动增强减弱，则表示通路的流入量不足，可以作为评估通路流入段是否存在狭窄的初步方法。

（2）震颤。震颤是指沿内瘘血管走行时可以清晰触及的震动感，它与血流有关。功能良好的AVG会有柔和、持续、弥漫性的震颤，整条移植物上通常都可以触及一定程度的震颤。收缩期和舒张期都会存在震颤，但由于移植物较硬，这两个阶段可能难以鉴别。震颤通常在动脉吻合口局部增强。如果震颤消失或转为脉搏，则说明高流量湍流消失。低流量的征象表现为间断的水冲脉。其他部位的震颤局部增强可能提示狭窄，应引起重视。还应沿着流出段全程检查静脉有无异常震颤，包括锁骨下和锁骨上区域。

3.听诊

听诊是物理检查的最后一步。杂音伴随震颤存在，与震颤的意义相同。杂音的特征在于其声音频率（音调）和持续时间。功能良好的AVG可以听到低调、柔和、类似机械样隆隆的杂音。与震颤一样，杂音也分为收缩期杂音和舒张期杂音，而且通常更容易识别。与AVF一样，AVG杂音也在动脉吻合口处最强，向近心端逐渐减弱。

（二）物理检查在动静脉移植物并发症中应用

1.血管狭窄

AVG狭窄是一种常见的并发症，包括静脉狭窄（外周、中心）和动脉狭窄。狭窄好发部位为人造血管静脉吻合口、人造血管穿刺点、中心静脉和人造血管动脉吻合口。检查方法与AVF相同，物理检查对于初步判断血管通路狭窄的部位和性质很有帮助。当狭窄发生时，视诊可以观察到动静脉通路的回流静脉明显扩张，可以观察是否存在显著狭窄部位，观察有无水肿以及水肿分布范围。正常情况下，功能完好的移植血管的杂音振幅和音调应该从动脉吻合口到静脉吻合口直到进入中心静脉递减。如果某一位置音调升高，则提示有狭窄。正常的AVG听诊是闻及柔软、连续、低调的杂音。当听到收缩期、不连续、高调的杂音时，往往提示狭窄的形成。

2.移植物血栓形成

当移植物血栓形成时，可以通过物理检查发现移植血管内瘘处的震颤、搏动、血管弹性和血管杂音消失。可以触及较硬的条状物，且没有弹性。血栓形成主要是由于静脉流出道进行性狭窄，无法去除血栓导致瘘管废弃。这些狭窄是由静脉流出段的血管内膜和纤维平滑肌增生所致。

3.感染

应注意观察皮肤有无感染、异常分泌物、淤斑或色素沉着。局部感染可能表现为浅表炎症、蜂窝织炎或脓肿。严重时，可能会波及移植血管，导致血栓形成或血管壁破溃大出血。

4.透析通路相关性肢端缺血综合征

HAIDL是指在动静脉内瘘建立后，局部血流动力学发生变化，血液通过内瘘直接进入低阻力的静脉侧，导致手术侧远端肢体供血减少，出现缺血性改变的一组临床综合征。主要表现为肢体发凉、手指苍白、发绀、麻木和疼痛等症状。严重者甚至可能出现坏死。进行物理检查时，可以与正常一侧肢体进行比较。

5.假性动脉瘤

假性动脉瘤是指瘤体与血管相邻并相通，内壁由纤维组织构成，伴有搏动。它通常是由于血液透析治疗结束后压迫不当，穿刺点压迫移位造成的。假性动脉瘤的形成和进行性扩大会损害移植物表面皮肤的血液循环，导致拔针时不易止血，甚至可能导致移植物破裂。

五、血液透析中心静脉导管物理评估方法

（一）物理检查在中心静脉导管患者中的应用

血液透析中心静脉导管分为两种：一种是带隧道和涤纶套的透析导管，也称为隧道式导管或长期透析导管；另一种是无隧道和涤纶套的透析导管，也称为非隧道式导管或临时透析导管。物理检查包括检查导管口径、长度、外观、通畅度、表面是否有裂纹和破损等方面。

中心静脉置管后，先进行影像学检查来确定导管的深度，以保证足够的血流量。对于中心静脉导管患者的物理检查，可通过观察手术瘢痕、肢体、颜面部及胸壁肿胀、侧支循环情况和外周静脉高压征等。血液透析治疗前还需注意观察导管插入部位是否有红肿、渗液等情况；检查导管是否有移位、扭曲或挤压等情况；检查导管是否有漏气或漏血现象；观察导管周围皮肤是否有感染、瘙痒等情况；检查导管是否有结痂、血块等堵塞现象。

判断中心静脉导管是否通畅是保证患者接受维持透析的前提。可以通过以下几种方法判断：①观察血回路，如血液流速、血压、透析膜的超滤量等，如果出现异常，可能是由于导管不通畅引起的。②抽取一定量的血液，观察抽出的血液颜色和质地，如果血液颜色偏暗或质地较黏稠，可能是由于导管不通畅引起的。③用注射器注入一定量的生理盐水或肝素生理盐水冲洗导管，然后将其抽出，观察抽出液体的颜色和质地，如果抽出液颜色偏暗或质地较黏稠，可能是由于导管不通畅引起的。④使用超声波检查导管是否通畅。具体方法可以根据实际情况选择。

（二）物理检查在中心静脉导管并发症中应用

物理检查是中心静脉导管长期监测和评估的重要手段。它关注于导管并发症早期的轻微改变，动态观察导管患者导管周围、肢体、胸壁等部位有无异常，并适时处理。

早期发现血管通路的相关异常，可以减少相关并发症的发生率，有效减轻患者的痛苦和经济负担，提高患者的生活质量和生存率，从而带来良好的社会和经济效益。因此，建议定期对血管通路进行检查。血液透析导管相关并发症常常有导管功能不良、导管相关性感染、导管损伤或者脱出、中心静脉狭窄。

1.导管功能不良

纤维蛋白鞘和血栓形成是导致导管功能不良的最常见原因。为了减少这些问题的发生，我们需要采用良好的置管技术并选择理想的导管位置。值得注意的是，与右侧颈部静脉相比，左侧颈部静脉留置导管更容易出现导管功能不良。

根据国外指南，当导管有效血流量小于300 mL/min或者当血泵流速达到300 mL/min时动脉压小于-250 mmHg和/或静脉压大于250 mmHg时，可以判断出现导管功能不良。而我国专家组认为，对于中国人群，当导管有效血流量小于200 mL/min，或者当血泵流速达到200 mL/min时动脉压小于-250 mmHg和/或静脉压大于250 mmHg，或者导管再循环大于10%时，可以判断出现为导管功能不良。

通过检测透析不充分、存在再循环、动态静脉压升高等体征，我们可以通过体格检查来判断血管通路功能是否不良。

2.导管相关性感染

皮下隧道或导管出口感染可以通过换药前的处理来观察。我们需要注意皮肤的变化，如有无发红、皮温增高、导管皮肤下是否出现积脓、分泌物的颜色和性质以及过敏等情况。定期进行物理检查可以及早发现导管周围的异常情况，并及时采取措施避免感染的发生。同时，定期更换导管也是预防感染的重要措施之一。此外，正确使用和护理导管也能有效预防感染的发生。因此，要认真细致地进行血液透析中心静脉导管的物理检查，并配合正确的使用和护理方法，才能最大限度地预防感染的发生。

3.导管损伤或者脱出

妥善固定导管是非常重要的，可以防止导管移位脱落。我们可以使用胶带等固定导管末端，避免摆动，以免穿刺处出血。穿脱衣服时，最好选择宽松的前扣式上衣，不要穿套头式衣服，以免拉扯导管造成松脱或把导管拉出引起出血。

如果血液透析导管损伤或脱出，这是一种紧急情况，应立即采取措施。首先，应停止透析治疗并立即通知医生或护士。其次，应对导管周围的伤口进行处理，如用无菌纱布包扎或涂抹抗菌药膏。在治疗过程中要注意导管的位置和状态，避免移动或拉扯导管以免加重伤口。最后，密切观察患者的病情，如出现感染、出血或其他异常情况应及时处理。

4.中心静脉狭窄

中心静脉是指躯干的深静脉，如颈内静脉、锁骨下静脉、头臂静脉

（又称无名静脉）、腔静脉、髂静脉和股静脉等。中心静脉狭窄是指置管静脉内径狭窄，导致血液透析治疗效果下降或无法正常进行的一种并发症。它常常指颈内静脉、锁骨下静脉、头臂静脉、上腔静脉、髂静脉和下腔静脉等中央静脉的狭窄。

在进行物理检查时，应仔细检查内瘘一侧的胸部和手臂，并与对侧进行比较。若内瘘侧肢体手臂肿胀，则提示同侧锁骨下静脉狭窄；若手臂和面部肿胀，则提示同侧头臂（无名）静脉狭窄；若双臂和面部肿胀，则提示上腔静脉狭窄。锁骨上和锁骨下瘢痕和突出的胸静脉提示既往隧道透析导管所致中央狭窄。肩周和前胸壁的侧支静脉显露提示中心静脉狭窄。

血液透析患者的既往疾病史对明确诊断有很大帮助。例如，既往有中心静脉导管置入史、肿瘤史、放化疗史、颈胸腹部外伤史及外科手术史等都可能导致中心静脉狭窄。

当血液透析患者中心静脉狭窄程度小于50%时，多数表现为无症状，难以干预。此时，可以利用影像学检查来检测相关中心静脉有无狭窄。随着病情进展，血液透析患者中心静脉狭窄多表现为手臂、颜面部、颈部或前胸等部位的肿胀，可以是单侧或双侧，胸壁可见静脉曲张。其次是神经系统症状，表现为视听觉障碍、认知障碍、头痛或癫痫等。此外，中心静脉狭窄还可引起胸腔积液，严重者可造成呼吸困难。部分患者由于中心静脉狭窄导致颈部、双上肢、前胸部的血管及组织血流减少，出现疼痛、压痛、红斑等症状。

第三节　血管通路的监测

理想的血管通路应该具备以下两个特点：一是能够长期使用，不容易发生感染和栓塞等并发症；二是能够提供足够高的血流量，满足透析的需要，保证透析的效果。然而，很多患者的血管通路与理想的特点相差甚远，出现以下两种问题：一是血流量不足，导致无法达到要求的透析量，不能有效清除体内的毒素和水分；二是血管通路堵塞，导致透析不能进行，需要重新建立新的血管通路。这些问题会给患者带来很多不利影响，如延长透析时间、增加患者的痛苦和费用（因为血流量不足）、导致透析不充分、影响患者的生活质量和预后（因为透析量不够）、增加患者死亡率、降低患者的生存期（因为血管通路堵塞）。

因此，血管通路的通畅对于透析的效率和患者的生活质量至关重要。保护、定期监测和维护好血管通路是血液透析治疗的重要内容。在国内，血管通路临床监测主要依靠临床经验，包括体格检查、影像学检查等。然而，这些方法都有局限性和误差，不能达到精准监测。在上一节内容中已经阐述通过物理检查来评估、检测提示血管通路的体征。因此，本节内容主要围绕仪器辅助检测手段监测，包括各种影像学检查，特别是超声技术等内容开展。

一、影像学检查在血管通路评估中应用

（一）影像学检查在血管通路评估中的作用和方法

影像学检查是一种有效的评估手段，可以显示血管的走行、变异、狭窄、血栓等病变，为治疗和预防提供指导。影像学检查包括超声检查、磁共振血管造影（MRA）、CT血管造影（CTA）和数字减影血管造影（DSA）等，各有优缺点。影像学检查可以应用于动静脉内瘘和中心静脉置管的前期评估、术中引导和术后监测，帮助诊断血管通路的功能和病变，为手术方案的设计、治疗方法的选择和并发症的预防提供依据。常用的影像学检查方法有以下几种：

1.超声检查

超声检查是一种无创、简便、经济的方法，可以显示浅表血管的病变，适用于动静脉内瘘的筛选和监测，但对深部血管如中心静脉则显示不清。多普勒超声还可以评估狭窄程度和动脉瘤特性。

2.磁共振血管造影

MRA是一种无创、无辐射的方法，可以显示全身各部位的血管情况，避免使用对比剂，适用于对X线敏感或对碘过敏的患者，但其敏感性和特异性略低于CTA和DSA。

3.CT血管造影

CTA是一种通过螺旋CT扫描和计算机图像重组技术显示血管影像的方法，可以清楚地显示深部血管如中心静脉的病变，适用于动静脉内瘘术前评估和术后监测，但需要使用含碘的对比剂，并有X线辐射。

4.数字减影血管造影

DSA是一种通过X线透视和数字图像处理技术显示血管影像的方法，被认为是血管检查的"金标准"，可以清楚地显示各部位血管的病变，适用于需要直观观察或介入治疗的情况，但需要静脉或动脉置管，并有X线辐射。

（二）影像学检查在血管通路中的应用

1.动静脉内瘘

影像学检查是一种评估和监测血管通路的方法，它可以在手术前、中、后进行，也可以应用于动静脉内瘘并发症。手术前，影像学检查可以帮助选择最佳的内瘘部位和大小，提高内瘘的成活率，通常只选择非惯用手臂的桡动脉和前臂头静脉作为动静脉内瘘目标配对血管。手术中，可及时行超声进行静脉纵切及横断面测量，查找位置较深、定位困难的血管。手术后，影像学检查可以帮助发现和处理内瘘的并发症，延长内瘘的使用寿命。

（1）术前评估。影像学检查术前评估常用的方法有超声检查、CTA和DSA。其中"超声"作为筛选手段，DSA作为确诊手段和金标准，CTA可作为DSA的补充手段。超声检查可以用彩色、二维和频谱模式来显示血管的形态、直径和血流情况。建议应用彩色多普勒超声检查评估动静脉内瘘，因为它可以直观显示动静脉直径、通畅性、静脉可扩张性、静脉距皮距离等信息。CTA和DSA可以用来显示血管的三维结构、狭窄或血栓的位置和程度。CTA可以提供更详细的血管解剖信息，如血管的长度、走行、分支情况等。DSA是一种侵入性检查方法，需要将导管插入到血管内，并注入对比剂以显示血管情况。DSA可以提供最准确的血管图像，是诊断血管病变的最可靠方法之一。

①超声检查。超声检查比局部的物理检查能够发现更多的血管问题，特别是在局部检查找不到血管的时候，可以帮助手术医生制订更好的手术方案，避免在有病变的血管上做内瘘或做不必要的手术探查，降低手术失败率，同时也增加了患者做内瘘的可能性。

血管超声检查一般包括二维超声和多普勒超声。二维超声探头扫查下，可以清晰看见血管横切面和纵切面，血管的走行以及血管壁和管腔内外结构，还可以测量血管直径、了解血管内膜有无增厚以及血管壁的弹性。正常静脉从远心端到近心端逐渐变粗，管壁较薄，容易被探头压瘪，腔内是低回声，可见静脉瓣。当出现血栓时，管腔出现实质性回声，血管腔不容易被探头压瘪。正常动脉在超声下可见管体有搏动感，管腔很难被探头压瘪，腔内是低回声。当动脉血管硬化时，血管内膜不平整，不规则增厚，可见形态不一、大小不等的强回声斑块，管腔可见不同程度狭窄。

超声检查同时还可以检测血管腔内血流量和血管壁外周围组织情况。彩色多普勒超声检查可以直接观察血流信号，频谱多普勒超声检查可以测算相关参数，如血流速度和阻力指数等。正常静脉的血流彩色多普勒超声检查显示为单一方向的回心血流信号，持续性充盈于整个管腔，挤压远端肢体静脉时，管腔内血流信号增强。血管狭窄时血流束变细。血栓形成造成部分闭塞时，血流束明显变细，粗细不一，完全闭塞时血流信号消失。

超声检查主要包括动脉和静脉的评估。一般认为，对于拟行动静脉内瘘手术的血管，动脉直径大于2 mm、动脉峰值血流≥50 cm/s可以增加AVF手术成功率。如果多普勒测定阻力指数（RI）大于0.7，说明动脉顺应性差，会降低AVF手术成功率。静脉直径也可以作为内瘘手术成功的预测因子。一般认为，在非充血情况下，静脉直径大于2 mm，使用压脉带时静脉内径＞2.5 mm（适用于AVF），使用压脉带时静脉内径＞4.0 mm（适用于AVG），如使用压脉带，则需要等待2 min至血管充分扩张后再进行检查。同时要求静脉没有节段性狭窄或闭塞，与深静脉有很好的连续性。如果出现中心静脉狭窄，则会影响动静脉内瘘回流，在这种情况下使用超声检查效果不显著，需要进一步进行DSA或CTA检查。

②DSA。在建立血管通路之前，需要进行静脉造影来评估患者的情况。如果患者不能进行造影检查，就需要进行其他影像学检查。有下列情况的患者应当进行静脉造影：要制作血管通路的肢体存在水肿现象，或者静脉有分支，或者两侧肢体粗细不一；要制作血管通路的肢体侧近心端有锁骨下静脉插管史或其他类型插管史、放置心脏起搏器史、创伤或手术史等影响；要制作血管通路的肢体曾经多次受到静脉穿刺或内瘘成形术的影响。

动脉造影很少应用。多普勒超声技术可以替代DSA，但提供的信息不如DSA准确。对于残余肾功能的患者，多普勒超声检查和磁共振检查应当列为首选。

静脉造影是一种可以直观地呈现血管腔内情况及走行、分布、粗细和上级血管的相互关系的血管影像学检查方法。通过静脉造影可以寻找肉眼不易发现的静脉资源，剔除可能引起手术失败的血管。在操作时需要考虑静脉的分布和走行、血管的口径和相互关系、造影剂的浓淡等因素，并且需要变换投射角度再次造影确认。

静脉造影具有微创、对比剂用量少、图像清晰、可同时动态观察动脉流入道及静脉流出道、侧支循环等优点，但缺点在于操作较为烦琐，费用较高，并且需要注射造影剂，不能直接显示血管壁及腔外情况。尽管有这些缺点，静脉造影仍然是血管影像学检查的金标准，在评估血管通路时发挥着重要作用。

③CTA。在建立自体动静脉内瘘术前了解是否存在中心静脉狭窄是十分必要的。中心静脉狭窄是动静脉内瘘出现并发症的重要原因。评估内容包括物理检查及病史评估，比如肿胀、疼痛、皮肤改变、既往中心或外周静脉置管瘢痕等。

为了更好地评估中心静脉狭窄，可以采用X线检查和血管超声检查，但这两项检查提供的导管和血管管腔的精细信息有限。因此，有学者建议对于X线检查及血管超声检查结果阴性的患者，可以注射造影剂进行CTA，进一步提供血管管腔及导管的影像学数据。

近年来，随着CT扫描速度和三维重建技术的发展，利用CT血管三维成像技术来评估中心静脉狭窄变得越来越有价值。这种检查方法具有侵入性小、造影剂需要量低等优势，能帮助医生及时发现导管功能不良的原因，为指导临床行溶栓或更换失功能导管提供依据。

（2）术中应用。在动静脉内瘘术中，影像学检查有重要的应用价值。常见的影像学检查包括超声和血管造影技术。手术中这些检查可以帮助医生找到位置较深、定位较困难的血管，进一步评估拟建立内瘘的血管情况，弥补术前检查不足。此外，这些检查还可以对新建立的动静脉内瘘进行评估，测定血管的口径和血流情况，以及测定动静脉内瘘血流量。在手术中还可以对即时出现的并发症进行评估，并根据不同原因做进一步处理。

在内瘘开放之后，用超声检查可以观察吻合口远端动脉的血流，评估HAIDL风险。此外，影像学的监视功能还可以辅助介入治疗，如在DSA下或超声下对狭窄血管进行球囊扩张，对血栓形成血管进行导管溶栓或Fogarty导管取栓等，使动静脉内瘘手术即时的并发症能微创、快速地解决，避免了二次手术，提高了一次手术的成功率。

总的来说，影像学检查在动静脉内瘘术中起到重要的辅助诊断、评估形态、监测并发症及治疗的综合作用。

（3）术后应用。超声检查能显示血管边界、测量内径、动静脉内瘘距皮肤表面距离等。NKF-K/DOQI指南提出，成熟的动静脉内瘘须符合流量大于600 mL/min、血管内径大于0.6 cm、与皮肤表面距离小于0.6 cm以及边界清楚。我国专家共识认为，应符合血流量大于500 mL/min、血管内径大于0.5 cm、与皮肤表面距离小于0.6 cm。

超声检查可以估算血流量，但基于多普勒技术本身和动静脉瘘静脉血流湍流等因素，可能存在一定误差。近年研究显示，动静脉瘘血流量与肱动脉血流量存在很好的相关性，可以作为一种参考指标。肱动脉血流层流性好，血流量易测量，所以可以用肱动脉的血流量代替动静脉内瘘的血流量。同时，肱动脉的RI也与动静脉瘘是否狭窄存在一定关系。如果RI大于0.6，应注意狭窄的出现。

（4）并发症中应用。

①检查的动静脉内瘘狭窄中应用。在动静脉内瘘狭窄的诊断中，影像学检查的应用十分重要。静脉狭窄会引起明显的血流动力学变化，被定义为管腔内径下降不少于50%，伴随着临床、血流动力学或功能异常，例如静脉压升高、血流量降低、肢体水肿等。超声检查是检查血管狭窄最为便捷的方法。我国指南定义为，超声检查下狭窄血管内径较近旁正常血管减少≥50%，狭窄处血流速度与附近正常血管的流速比值≥2.5。彩色多普勒上血流速增加为狭窄部位。超声检查对四肢表浅血管检查比较清晰，对于深部静脉如中心静脉，推荐CTA或DSA来监测。

CTA较DSA方便，检查时应选择AVF或AVG对侧的肢体注射造影剂，可以清晰显示血管吻合口。DSA是评价AVF血管狭窄的金标准，造影剂注射是选择直接穿刺动静脉内瘘静脉或动脉（较少选择动脉使用）。DSA可以显示吻合口，也可以测量狭窄的范围和程度。CTA和DSA都能应用于四肢血管，也可应用于深部血管检查。CTA缺点在于图像上受金属支架等干扰，DSA对于深部即使放了支架的血管也能得到精确的评估结果，但DSA不能量化地评价动静脉内瘘的血流情况，一般需要阻断静脉近心端，再注射造影剂使其逆流才能显影动脉吻合口。

所以，综合分析超声检查、CTA、DSA三种影像学检查方法各自优缺点，超声检查可以作为狭窄的筛查手段，需要直观观察考虑CTA，如果狭窄复杂或者需要做介入治疗，可以考虑DSA。动静脉内瘘狭窄介入治疗主要指经皮腔内血管成形术（PTA）治疗。一般介入治疗在X线透视和DSA下进行，可以清楚地看到狭窄部位，实时、准确地递送球囊到狭窄部位进行扩张，在扩张过程中还可以实时了解、评估狭窄被扩张的程度。

②动静脉内瘘血栓中应用。当AVF患者瘘口处震颤减弱或消失时，应立刻进行超声检查，以排除外血栓形成的可能性。超声检查可以直接发现动静脉内瘘血栓，表现为实质性回声占据血管管腔，血管体不易被探头压瘪，腔内血流信号消失。一旦发现AVF血栓形成，应及早治疗，以减少对临时通路的需求。在发现动静脉内瘘血栓形成后，应尽可能查找有无伴发

狭窄，进行内瘘造影，以评价残余狭窄，并为动静脉内瘘再通做更充分的准备。

虽然在血栓存在时要测量血管内径是困难的，但也并非绝对不可测量。血管外径相对周围突然变小，在血栓和非血栓血管段交界处，特别是血栓形成的时间并不长时，表现得更为明显。有时血栓与血管内膜的回声可以区分，在血栓形成的血管段，可以发现血管内膜明显增厚。有时血管腔内血栓未完全凝固，处于糊糊状，挤压血管仍可压瘪，可通过挤压前后直径变化的大小，判断血管腔原来的大小。

③HAIDL中应用。HAIDL诊断需结合病史评估、症状和体征，影像学检查只是一种辅助手段。有时超声检查可发现窃血现象，但临床并没出现相应症状，这说明肢体还未出现严重缺血。当患者出现手部静息痛、麻木、透析时麻木和疼痛加剧等，使用超声检查可以及时为临床医生确诊HAIDL提供帮助。通过使用超声检查，可以观察到引流静脉通过吻合口接收来自其近心端和远心端两个不同方向的动脉血流。也就是说，引流静脉的吻合口近心和远心端动脉的血流均流向吻合口。这种情况表明发生了窃血现象。

④静脉瘤样扩张中应用。静脉瘤样扩张依据扩张程度分为局部瘤样扩张和全程静脉瘤样扩张。局部瘤样扩张多见于静脉反复穿刺处，扩张的静脉常见附壁血栓及斑块形成。全程静脉瘤样扩张见于供血动脉来源于肱动脉的AVF，部分患者上臂头静脉全程扩张。利用超声技术可以对AVF中发生的瘤样病变检诊，明确瘤体的性质、范围、有无活动腔及活动腔大小等，指导临床选择合适的穿刺部位。

2.中心静脉导管

影像学检查在中心静脉导管患者置管术前、术中和术后也有重要的应用价值。除了置管前对患者进行病情了解和病史评估以外，还需要在置管前进行血管评估，以发现颈内静脉或锁骨下静脉有无狭窄等病变，选择合适的置管部位。右侧颈内静脉是置管的首选部位，但也可能引起肢体静脉回流障碍。必须进行影像学检查来确定插管深度，以保证足够的血流量。在X线透视下置管可以更好地了解导丝的位置，引导导管精确定位。K/

DOQI指南建议采用超声定位或在超声引导下穿刺置管，这样可以减少置管手术的并发症。在置管后，还可以进行监测，确定导管置管的深度、管尖的位置以及导管功能，并发现并处理感染或堵塞等并发症。

二、超声稀释法在血管通路功能监测中应用

超声稀释法是一种有效的血管通路功能监测方法，与其他方法相比具有以下优点：①简便，操作过程简单，只需在透析期间注入生理盐水即可；②无创，不需要使用放射性或化学性的指示剂，对患者无不良影响；③具有较高的准确性和重复性，能够反映血管通路的真实情况；④是NKF-DOQI指南推荐的自体血管内瘘的监测方法。超声稀释法使用生理盐水作为指示剂，通过超声波检测血液的稀释度，从而计算出血管通路内流量、再循环和心输出量等参数。这种方法需要专门的探头及相应的数据分析软件，采用两个超声探头来监测动脉及静脉端的血液稀释度。但如果患者存在侧支循环血管，监测的结果会出现较大的偏差。

超声稀释法适用于术后定期的移植物血管和自体内瘘血栓形成的监测。为了保护和维护好血管通路，需要进行完整的血透通路监测和管理程序，包括术前血管条件评估、术中通路流量测定及术后定期的通路监测。如果发现存在再循环、血透通路流量异常或心输出量异常等，需要进一步进行影像学诊断性评估（如多普勒超声或血管内超声或血管造影），对大于50%的狭窄进行手术或经皮腔内血管成形术（PTA）干预。术后需要继续纳入定期通路监测，并建立相应的数据库，以达到持续质量提升（CQI）的目的。

三、血管通路的监测方案

1.AVF监测方案

内瘘血流量是评估通路能否保持透析充分性的必要条件。通常来讲，内瘘血流量最低要求在400～500 mL/min。根据我国专家共识建议，如果AVF的血流量小于500 mL/min提示内瘘功能不良。内瘘血流量受到多种因

素的影响，如血管狭窄、动脉瘤、侧支循环等。当内瘘血流量太低时，容易出现血管狭窄，影响透析充分性；当内流量过大时，易形成动脉瘤，当内瘘分流量大时，回心血量增加，将会出现心脏负荷过大或心力衰竭等。因此，内瘘血流量的监测和调节是保证透析充分性的关键。

为了保证透析充分性，我们需要每个月1次监测AVF血流量。常用的方法有：双功能多普勒、磁共振血流成像、变速流多普勒超声、超声稀释法、Crit-lineⅢ监护仪、经皮Crit-lineⅢ监护仪、糖泵灌注技术、尿素稀释法、电导度稀释法等。其中，多普勒超声是一种进行动态监测血管通路血流量的方法，它依赖于对流速和管径的精确测定。但当通路中出现湍流时难以得出正确结果，在这种情况下，最好在肱动脉上测量流量。磁共振血管成像是一种非常精确的测量通路流量的方法，但因价格原因没有常规应用。相比其他方法，多普勒超声和磁共振血管成像各有利弊，需要根据实际情况选择。

通路再循环是流量不足的间接反映。透析时，部分已经净化的血液未经全身循环而经动脉端再次进入体外循环，这种现象称为再循环。通路再循环测定法有两种类型：一种是用尿素来测定，国内常用的是双针法。如果再循环量超过10%，就要注意通路是否存在狭窄问题。另一种是不用尿素来测定，有很多方法，比如超声稀释法、葡萄糖输注试验法、血红蛋白稀释法和红细胞比容法等。我国血管通路专家组建议，通路血流量监测应使用非尿素稀释法测定再循环，建议每3个月进行1次。

为了监测和处理血管通路的再循环和狭窄问题，我们可以使用多种方法。其中之一是测定血管内压力，透析机器可以检测到动态静脉压。如果这个压力比平均动脉压高出50%，就要考虑回流静脉是否存在狭窄或血栓的情况。但是这种方法不太准确，会受到其他因素的影响。另一种方法是静态压力测量，这种方法在透析前进行，不需要开启体外血流，只需要根据血管内的阻力来计算压力的变化。静态压力测量比直接测量静脉压更准确，因为它不受针头大小、机器类型和血流的影响。直接或间接的静态静脉压检测建议每3个月进行1次，这可以帮助及时发现和处理血管通路的狭窄问题。

有条件的单位建议监测双上肢指肱指数、指端动脉压及外周血氧饱和度以提高通路相关性缺血综合征早期诊断率，监测频率建议每3个月1次。NKF-DOQI指南推荐每月行动静脉内瘘物理检查，每2周行动态静脉压和静脉内静压监测；及早发现狭窄并采取合理的方式加以干预，可减少血栓的发生率，延长通路的使用寿命，避免透析不充分，减少临时导管的使用和计划外的急诊透析或溶栓操作。

2.AVG监测方案

AVG血管通路的流量测定是监测其功能的首选方法，因为血流量小于600 mL/min与并发血栓形成的高危险性相关。AVG的血流量小于600 mL/min，或者AVG的静脉端静态压力比（与平均动脉压之比）大于0.5，或者AVG的动脉端静态压力比大于0.75，要及时采取干预措施。AVG流量监测可使用同AVF一样的方法和指标进行评估和监测，并酌情增加监测频率。

由于血栓形成是AVG功能丧失的主要原因，故AVG的功能监测尤为重要。在每次透析前需要进行物理检查，包括视诊、触诊、听诊，以判断是否有感染、肢体水肿、瘤样扩张或动脉瘤等情况。如果只有搏动而无震颤，则说明血流量降低。此外，如果在人造血管侧的上肢出现持续肿胀，或者透析结束后止血时间延长，则也提示着血管的功能不良。在透析过程中，如果测量到的静脉压力升高（>200 mmHg），3次以上，或者非透析时所测得的静脉压明显升高，均表明可能存在静脉回路的狭窄。如果血管通路的再循环率>15%，也需要及时处理。此外，每3个月进行彩色多普勒超声检查及血管造影可以检查人造血管通路的并发症。

3.中心静脉导管监测方案

中心静脉导管的血流量不足或闭塞可能是由于导管内纤维蛋白鞘或血栓形成导致的，这也是导管功能不良的主要原因之一。此外，导管移位或感染也会导致导管功能丧失。如果发现血流不畅，应立即通过超声及影像手段判断导管内是否有纤维蛋白鞘或血栓形成，并尽可能减少置管时间。在连接和断开导管与体外循环时应执行无菌操作，并密切观察导管的位置、有无感染征象、透析中血流量、动静脉压力变化。

透析结束后应该用生理盐水冲净管腔内残留血液，然后用肝素盐水注满管腔，一般肝素封管可以维持48～72 h。超过这一段时间，应使用新的肝素盐水进行重新封管。定期进行尿激酶封管可以帮助保持导管通畅。每次使用封管溶液时，必须严格按照导管标记的导管腔容量推注。

为了做好中心静脉导管感染的监测登记工作，建议在每次患者透析前记录一次感染监测。记录患者信息，如姓名、性别、年龄、患者类别（门诊/住院）、就诊号、联系电话、血管通路类型、血管通路部位、血管通路建立日期、是否拔除导管、是否使用抗生素、感染可疑来源、血管通路部位是否出现感染、是否给予特殊处理、是否采集血培养、是否采集分泌物培养、患者转归情况。血管通路感染高危因素表现为：触痛、皮温增高、有脓性分泌物或脓点、渗液、硬结、发热或寒颤、周围皮肤发红、皮肤肿胀等。通过感染监测，对每位置管患者进行持续追踪，可以更好地了解感染的趋势，找出存在的问题，并帮助寻找解决的办法。

总之，为了让维持性血液透析患者的"生命线"不受阻碍，不仅要做好基础的通路监测管理工作，还要建立一个由医生、护士、技术人员等多学科专业人员组成的协作团队，定期进行沟通、交流、培训，提高通路管理的水平和质量。同时，也要加强对患者及其照顾者的教育和指导，让其了解通路的重要性和管理方法，增强自我保护意识和能力，积极配合专业人员的建议和治疗。只有这样，我们才能为维持性血液透析患者提供一个系统、连续、完整的专业化服务，保障他们的生命质量和安全。

（朱林芳、余少斌）

主要参考文献

［1］梅长林, 余学清. 内科学. 肾脏内科分册 [M]. 北京: 人民卫生出版社, 2015.

［2］于梅, 张雪枫, 李冀, 等. 肾脏疾病诊疗与康复 [M]. 北京: 科学出版社, 2022.

［3］王少清, 汪力, 程悦, 等. 慢性肾脏病管理理论与实践 [M]. 成都: 四川大学出版社, 2021.

［4］张宇, 王宝娟. 肾小球滤过率估算公式的适用性研究进展 [J]. 临床医学研究与实践, 2023, 8（8）, 191-194.

［5］汤曦, 石运莹, 王俭勤, 等. 中国成人慢性肾脏病及其并发症早期筛查临床路径专家建议（2023 版）[J]. 中国实用内科杂志, 2023, 43（3）: 198-205.

［6］段雪婷, 李叶, 张思, 等. 慢性肾脏病肾性贫血药物治疗研究进展 [J]. 医学研究与教育, 2023, 39（6）: 15-23.

［7］魏全, 杨永红, 高强, 等. 中国康复医学学科发展现状与展望 [J]. 中国科学: 生命科学, 2022, 52（11）: 1692-1703.

［8］燕铁斌, 陈文华. 康复治疗指南 [M]. 北京: 人民卫生出版社, 2020.

［9］刘思佳, 何成奇, 李建军, 等. 康复医生岗位胜任力培训的现状与进展 [J]. 中国康复医学杂志, 2020, 35（3）: 351-355.

［10］屈云. 康复医生专科培训教材-从经验到精湛 [M]. 成都: 四川大学出版社, 2018.

［11］郑洁皎. 老年病康复指南 [M]. 北京: 人民卫生出版社, 2020.

［12］朱利月. 康复治疗师临床工作指南: 心肺疾患康复治疗技术 [M]. 北京: 人民卫生出版社, 2019.

［13］杨月欣. 中国食物成分表: 标准版（第二册）[M].6 版. 北京: 北京大学医学出版社, 2019.

［14］张凌主编. 透析饮食宝典 [M]. 北京: 科学出版社, 2019.

［15］关永俊. 外科护理学 [M].7 版. 北京: 中国协和医科大学出版社, 2023.

［16］尤黎明, 吴瑛. 内科护理学 [M].7 版. 北京: 人民卫生出版社, 2022.

［17］于海娜, 赖静, 马莉. 基于奥马哈系统的血液透析患者健康教育手册 [M]. 西安: 西安交通大学出版社, 2021.

［18］陈香美. 血液净化标准操作规程（SOP）[M]. 北京: 人民军医出版社, 2021.